温病条辨 精华

中医六大名著
养生精华

刘文华◎主编

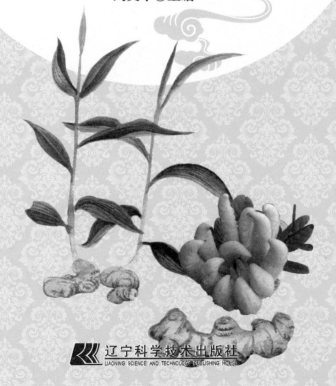

辽宁科学技术出版社
LIAONING SCIENCE AND TECHNOLOGY PUBLISHING HOUSE

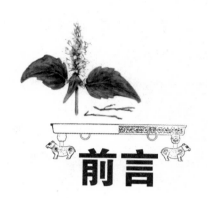

前言

祖国医学博大精深，自肇源迄今，亘绵数千年的中医药理论精华，向来为历代医家奉为珍籍之秘典和临证之法宝。

在中医学界强调回归传统，反思传承的今天，经典著作的学习和运用是促进中医走向未来、更好地为人类健康服务的有效途径。鉴于此，为了正确并重新认识传统医学国粹的重要性和必要性，更好地继承和发扬中医学，我们编著了"中医六大名著养生精华"系列，包括《黄帝内经》《本草纲目》《神农本草经》《伤寒论》《金匮要略》《温病条辨》。本系列丛书以古为今用为目的，以深入浅出为要求，以阐明内涵为根本，对中医药理论精华进行了全面研究、系统阐述、朴素解读。

《温病条辨》是明清医学中"温热"学派的名著之一。它是清代吴瑭吸取古人的学说，结合自己的心得写就而成的。

《温病条辨》不仅系统讨论了温病学的理论，而且对各种常见温病提出了具体的诊断和治疗方药，具有重要的理论和实用价值。此书一出，深得医家的重视和推崇。直到今天，书中所创制的一些方剂如"桑菊饮"和"银翘散"等，至今仍为中医所广泛应用。

本书出版，参考了《温病条辨》权威版本，对《温病条辨》的精华进行优化。全书分为五卷，其中上、中、下三焦三卷，详细论述了温病的病源和证治；卷四为杂说，讨论有关温病的学理；卷五为解儿难，结合温病的理论来讨论小儿惊风、痘症等。每卷分别从"题解"、"注释"、"译解"进行解读，其中"题解"大体概括所涉及的病证；"注释"对原文中较难理解的字词进行解释；"译解"对原文逐条进行白话直译；又根据原文的具体情况配有大量插图，全方位立体地展现这部经典著作的魅力，以供广大中医爱好者轻松读懂，学习和运用该书的法治方药，实现家庭养生、祛病的目标。

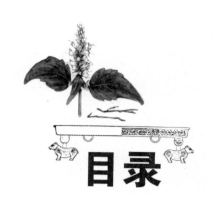

目录

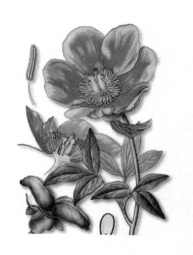

》卷一·上焦篇

风温　温热　瘟疫　温毒　冬温……… 3

伏暑………………………………… 20

湿温　寒湿……………………………… 23

温疟……………………………………… 26

秋燥……………………………………… 28

补秋燥胜气论（节录）………………… 30

》卷二·中焦篇

风温　温热　瘟疫　温毒　冬温……… 37

暑温　伏暑……………………………… 55

寒湿……………………………………… 59

湿温（附：疟、痢、疸、痹）………… 66

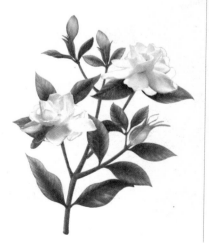

秋燥……………………………………… 87

》卷三·下焦篇

风温　温热　瘟疫　温毒　冬温……… 91

暑温　伏暑…………………………… 104

寒湿（附：便血咳嗽疝瘕）………… 106

湿温………………………………… 112

秋燥………………………………… 122

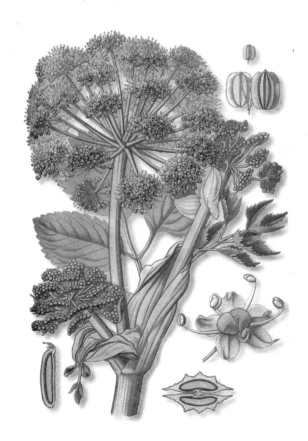

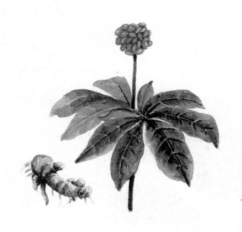

》卷四·杂说

汗论……………………………………124

伤寒注论………………………………126

风论……………………………………129

本论起银翘散论………………………132

寒疫论…………………………………133

温病起手太阴论………………………134

燥气论…………………………………135

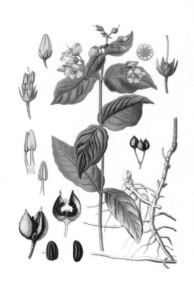

》卷五·解儿难

儿科总论………………………………139

儿科风药禁……………………………140

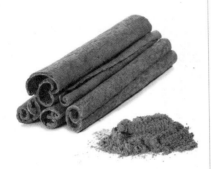

湿痉或问 ························· 141

痉证总论 ························· 142

痉证禁表药论 ··················· 144

痉证初起用药论 ················· 146

治痉明家论 ····················· 147

痉疮稀少不可恃论 ··············· 149

痉证限期论 ····················· 150

疹论 ····························· 151

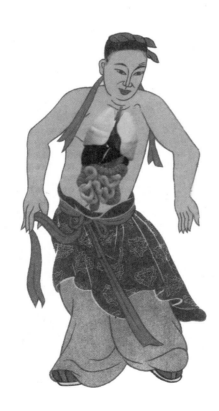

卷一·上焦篇

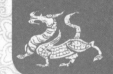

SHANGJIAOPIAN

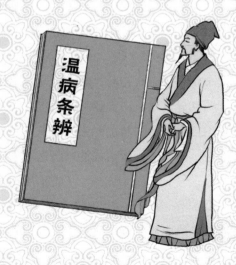

【题解】

本篇主要讨论温病初期，邪在上焦心肺的病机、症候及其治法，所以称为上焦篇。全篇共包括58法，方46首。全篇讲述了3个方面的内容：阐述温病的概念及分类；区分了伤寒与温病在证治方面的不同点；论述各种温病邪在上焦的临床特点和治疗方法。

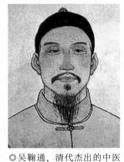

◎吴鞠通，清代杰出的中医温病学家。他提出温病的三焦辨证学说，对温病学说贡献很大

温病是感受温热之邪所引起的一类外感病，包括了风温、温热、瘟疫、温毒、暑温、湿温、秋燥、冬温、温疟9种。若按其病邪性质区分，主要有3类，即温热类：如风温、温热、瘟疫、温毒、冬温、温疟等；湿热类：如暑温、湿温等；燥热类：主要指秋燥。

书中对王叔和将温病的内容放在《伤寒论》中进行论述，把二者混为一谈，并且用治疗伤寒的方法来治疗温病的错误观点进行了批判，同时从病邪性质、感邪途径、传变规律、临床表现、治疗原则等方面，明确地区分了伤寒与温病，肯定了温病学理论是祖国医学在治疗外感急性热病上继《伤寒论》之后的又一大发展和提高，并在许多方面补充了《伤寒论》的不足。

篇中指出，温病初起，邪在肺卫，治以银翘散、桑菊饮辛凉解表；邪传阳明气分，治以白虎汤辛寒清气，但须注意白虎汤的四大禁忌；气血两燔用玉女煎去牛膝加元参；血从上逆，治用犀角地黄汤合银翘散；逆传心包，神昏谵语者治选清宫汤送服安宫牛黄丸、至宝丹、紫雪丹以清心开窍；气分热郁于胸膈无痰者治用栀子豉汤；气分热郁于胸膈中有痰治用瓜蒂散；热入营分，用清营汤清营泄热；阳明邪热侵入血分而发斑，用化斑汤清热凉血，解毒化斑；对温病后期邪热已去而津液受伤为主时，则用雪梨浆、五汁饮甘寒生津养液。温毒是感受了特殊的秽浊之气而致，所以用加减普济消毒饮辛凉透解，清热解毒，并辅以外治之法，如水仙膏、三黄二仙散外敷等。温疟以热盛为主而病偏于表者，治用白虎加桂枝汤清热透邪；瘅疟但热不寒，舌干口渴，治用五汁饮；肺疟治用杏仁汤；心疟治用加减银翘散或安宫牛黄丸。

暑温、伏暑、湿温，都与暑湿有一定的关系，但病机证治各有特点。暑温中的暑热，以暑伤津气为主，治用白虎加人参汤清暑益气生津；暑温汗不出者，治用新加香薷饮；暑湿热重于湿，宜白虎加苍术汤清热燥湿；暑温卒然痉厥名曰暑痫用清营汤；伏暑因属表里同病，应解表清暑利湿，或解表清营凉血，以银翘散加减；湿温初起，湿重于热，病在上中二焦，则用三仁汤化湿泄热；湿温邪入心包，用清宫汤去莲子心、麦门冬，加金银花、赤小豆皮方送服至宝丹、紫雪丹；湿温喉阻咽痛治用银翘马勃散；湿温气分宣痹而哕者治用宣痹汤。

秋燥一病中，秋感燥气，右脉数大，治用桑杏汤；感燥而咳者治用桑菊饮；燥伤肺胃阴分，或热或咳者治用沙参麦冬汤；燥气化火，清窍不利，如耳鸣目赤，龈胀咽痛者，治用翘荷汤；秋燥病燥热化火，肺之气阴两伤，咳喘气逆，胸满胁痛治用清燥救肺汤。

 # 风温　温热　瘟疫　温毒　冬温

【原文】

温病者，有风温、有温热、有瘟疫、有温毒、有暑温、有湿温、有秋燥、有冬温[①]、有温疟[②]。（1）

【注释】

①冬温：冬季气候当寒不寒，而反温暖。感受此种非时令之气，而引发的急性热病，称为冬温，亦叫风温。②温疟：感受冬季的寒邪，伏藏于体内。迫至来年夏季复受暑热新邪，而出现发冷、发热有定时，而且寒少热多者，就称之为温疟。

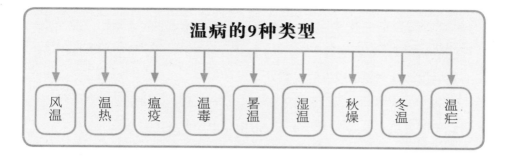

【译解】

温病包括风温、温热、瘟疫、温毒、暑温、湿温、秋燥、冬温、温疟9种。

【原文】

凡病温者，始于上焦，在手太阴。（2）

【译解】

一般温病的发生，病邪都是从口鼻而入，所以先侵犯上焦手太阴肺经。

【原文】

太阴①之为病，脉不缓②、不紧而动数③，或两寸独大，尺肤热，头痛，微恶风寒，身热自汗，口渴，或不渴而咳，午后热甚④者，名曰温病。（3）

【注释】

①太阴：此条接上条，故为手太阴。②缓：脉率比正常稍低。每分钟60~70次，正常脉率75次／分左右。③动数：指脉的搏动频率比正常明显加快，而且有力，每分钟在80次以上。④午后热甚：是指午后发热加重。温热之阳邪，最能伤津耗液。午后为阴，阴损则不足，不足则午后身热，伴有口渴、心烦之体征。

【译解】

手太阴肺的温病，脉象不缓不紧而有躁动不宁和较快的现象，或者两手寸口部位的脉，比其他部位（指关、尺部）显得更大一些。从腕关节至肘关节一段的皮肤灼热，头痛、微有怕冷、发热、自汗、口渴，或者不渴而有咳嗽，午后发热更甚。具有上述症状的，就可称为温病。

【原文】

太阴风温、温热、瘟疫、冬温，初起恶风寒者，桂枝汤主之。但恶热、不恶寒而渴者，辛凉平剂①银翘散主之。温毒、暑温、湿温、温疟不在此例。（4）

【注释】

①辛凉平剂：相对于风温卫分表证，即辛凉轻剂桑菊饮而言。

【译解】

手太阴温病，不论风温、温热、瘟疫、冬温，初起发病的时候，有怕风怕冷的感觉，可选用桂枝汤治之。但服桂枝汤后出现发热不恶寒，且见口渴者，应选用辛凉平剂银翘散治疗。其他温毒、暑温、湿温、温疟的初起卫分表证的症状与风温不同，故没有列入。

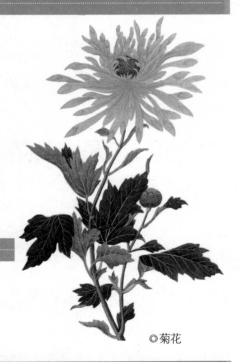

◎菊花

【原文】

太阴温病，恶风寒，服桂枝汤已，恶寒解，余病不解者，银翘散主之；余证悉减者，减其制①。（5）

【注释】

①制：规模，这里指剂量。

【译解】

邪犯手太阴肺经的温病，初起有恶风寒的症候，服用桂枝汤后，恶寒的症候已经解除了，其他症候（如发热、口渴）仍然未能解除，用银翘散治疗；其他症候都比较轻的，可以减轻银翘散的用量。

【原文】

太阴风温，但咳，身不甚热，微渴者，辛凉轻剂桑菊饮主之。（6）

【译解】

太阴温病之一的风温病，由于风热病邪侵袭肺卫之经，热伤肺络，故而发生咳嗽。如果身上发热温度不高，口渴较轻微，这是内热不重，病势较轻，故可选用辛凉轻剂桑菊饮方治之。

【原文】

太阴温病，脉浮洪，舌黄，渴甚，大汗，面赤。恶热者，辛凉重剂白虎汤主之。（7）

【译解】

手太阴肺经的温病，见到脉象浮洪、舌苔黄、口渴较甚、汗大出、面部红赤、发热的症状，用辛凉重剂白虎汤治疗。

【原文】

太阴温病，脉浮大而芤①，汗大出微喘，甚至鼻孔扇②者，白虎加人参汤主之。脉若散大者，急用之，倍人参。（8）

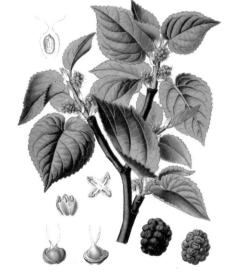

◎桑

【注释】

①芤：中空如葱管，为肺之化源耗损。②鼻孔扇：肺开窍于鼻，温邪入里，消烁肺津，吸纳之气不足，故鼻孔有煽动现象。

【译解】

太阴温病，脉象轻按就感到应指而大，而且中空无力。同时，身上出大汗，呼吸亦轻度急促，严重的则两鼻翼有煽动现象，白虎加人参汤治之。如果见脉象散大无力，这是肺气将绝的危候，有虚脱的危险，急用原方倍加人参，来挽救垂危。

白虎加人参汤方：即于前方内加人参三钱。

【原文】

白虎本为达热出表，若其人脉浮弦而细①者，不可与也；脉沉者，不可与也；不渴者，不可与也；汗不出者，不可与也。常须识此，勿令误也。（9）

【注释】

①脉浮弦而细：浮脉主表，弦细多属里虚证。

【译解】

白虎汤是《伤寒论》治阳明经证的方剂，能使里热从表外达。如果病人的脉象出现浮弦而细的，因浮脉主表证。弦细多属里虚证，所以不可使用；如果脉象沉的，是属于里寒，所以不可使用；假如不口渴，说明没有里热，所以不可使用；假如没有出现大汗的，说明无里热蒸腾，可怀疑是表证，所以也不可使用。在临证时，须要仔细识证辨治，把握住以上4个治疗禁忌，才不会发生误治的差错。

【原文】

太阴温病，气血两燔者①，玉女煎②去牛膝加元参主之。（10）

【注释】

①燔（音番），炙，烤，焚烧；热邪炽盛的样子。②玉女煎：方出《景岳全书》，由石膏、熟地、麦门冬、知母、牛膝组成，主治阴虚胃热之证。

【译解】

手太阴肺经的温病，出现气分和血分热邪都比较炽盛的症候，当用玉女煎去牛膝加元参治疗。

【原文】

太阴温病，血从上溢①者，犀角地黄汤合银翘散主之。其中焦病者，以中焦法治之。若吐粉红血水②者，死不治。血从上溢，脉七八至以上，面反黑者③，死不治，可用清络育阴法。（11）

【注释】

①血从上溢：指血不归经则外溢，上冲从口鼻而出，如吐血、咯血、唾血、衄血。②粉红血水：指唾液、痰液中，因含有血液成分，而呈粉红色液体。如感染流行性出血热、钩端螺旋体病。常在高热、昏谵、少尿期肾功能衰竭中出现此症。③面反黑者：热盛多面赤，今面反黑者，火极似水，下焦肝肾之真阴耗竭，温病精竭者，必死。

【译解】

太阴温病，热盛伤阴，迫血妄行，循上焦口鼻之窍而出。温邪在上焦，故用银翘散透表清热，用犀角地黄汤凉血解毒。两方合用，达到退热止血的目的。如果症候群见于中焦，应该按中焦温病的治疗大法治之。若吐出物是呈现粉红色的血水，这是热灼肺金，血和津液交迫而出，肺之化源欲竭的现象，属于危候险证。如果口鼻出血之后，脉象在一呼一吸之间，搏动在七八次至以上，且颜面部呈现出晦暗气色，心火与热邪相合，形成燎原难止的趋势，病变十分险恶，难以治疗。试拟用宁血活络、甘寒育阴的方法，或可挽救。

【原文】

太阴温病，口渴甚者，雪梨浆沃之①；吐白沫黏滞不快者②，五汁饮沃之。（12）

【注释】

①沃：音握，原意为灌溉，此处指滋养津液。②吐白沫黏滞不快者：热邪煎熬津液所致。若兼口干漱口不欲咽，湿浊伤及脾阳、津液不能上呈所致。

【译解】

手太阴肺经的温病，口渴较甚的，用雪梨浆滋养津液；口中有白沫而黏稠，吐出不爽快的，用五汁饮治疗。

【原文】

太阴病，得之二三日，舌微黄，寸脉盛，心烦懊恼①，起卧不安，欲呕不得呕，无中焦证，栀子豉汤主之。（13）

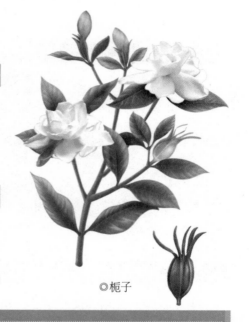

◎栀子

【注释】

①懊恼：指心里烦郁特甚，使人有无可奈何之感。

【译解】

太阴温病，经过二三天后，舌苔呈现微黄色。两手寸部脉象有力，心中感到烦闷难过，严重的起卧不安，想呕又呕不出来，没有中焦的症状者，当用栀子豉汤治疗。

【原文】

太阴病，得之二三日，心烦不安，痰涎壅盛①，胸中痞塞②，欲呕者，无中焦证，瓜蒂散主之。虚者加参芦。（14）

【注释】

①痰涎壅盛：痰涎与热邪相结，壅盛阻于胸膈间。②胸中痞塞：胸中烦闷郁阻不舒，痞塞满闷。

【译解】

太阴温病，经过了二三天，感到心中烦闷不舒服，胸膈间痞满阻塞，又想呕吐，但没有中焦证候，瓜蒂散方治之，体虚者加参芦。

【原文】

太阴温病，寸脉大①，舌绛而干②，法当渴，今反不渴者，热在营中也。清营汤去黄连主之。（15）

【注释】

①寸脉大：两寸口部位脉象比关、尺部位大一些。②绛而干："绛"为深红色，"干"为营分阴伤征象。

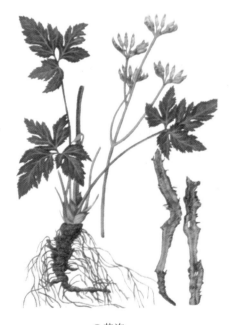

◎黄连

【译解】

太阴温病，两寸口部位的脉象比关、尺部位大一些，这是上焦邪热重的现象。但见舌质深红色，而且干燥，是热邪已侵入营分的表现。温病由于热重伤津，应当发生口渴，现见舌绛而干，反而不觉口渴，这是因为营属阴，热邪侵入，反而蒸腾营气上升的缘故，治疗拟用清营汤以清营分的邪热。又因黄连味苦入心，苦能化燥，故不用。

【原文】

太阴温病，不可发汗，发汗而汗不出者，必发斑疹，汗出过多者，必神昏谵语。发斑者，化斑汤主之；发疹者，银翘散去豆豉，加细生地、丹皮、大青叶，倍元参主之。禁升麻、柴胡、当归、防风、羌活、白芷、葛根、三春柳。神昏谵语者，清宫汤主之，牛黄丸、紫雪丹、局方至宝丹亦主之。（16）

【译解】

手太阴肺经的温病，不能用辛温发汗的治法，用辛温发汗而汗不出的，很容易出现斑疹，汗出过多的，就会导致神志昏蒙、语无伦次的病症。发斑的患者，用化斑汤治疗；发疹的患者，用银翘散去豆豉，加细生地、丹皮、大青叶，加倍元参的用量治疗。温病的斑疹，禁用升麻、柴胡、当归、防风、羌活、白芷、葛根、三春柳等辛温药物。神昏的患者，用清宫汤治疗，其他像安宫牛黄丸、紫雪丹、局方至宝丹也可以应用。

【原文】

邪入心包，舌謇①肢厥②，牛黄丸主之，紫雪丹亦主之。（17）

【注释】

①舌謇：舌体运动僵硬，转动不灵活。②肢厥：四肢末梢逆冷，阴阳之气不相顺接。

【译解】

温邪上受，侵入手厥阴心包经，出现舌体僵硬，转动失灵，四肢末梢逆冷者，应选用安宫牛黄丸，或紫雪丹治疗。

【原文】

温毒咽痛喉肿，耳前耳后肿，颊肿，面正赤，或喉不痛，但外肿，甚则耳聋，

俗名大头温、是虾蟆温①者，普济消毒饮去柴胡、升麻主之。初起一二日，再去芩、连，三四日加之佳。（18）

【注释】

①大头温、虾蟆温：其病较腮腺炎严重，由于腮、项、咽喉、头面皆肿。头大如斗，或如虾蟆，故称大头温、虾蟆温。温在此处应为"瘟"字，吴氏则"温""瘟"不分。

【译解】

温毒病，咽喉肿痛，耳的前后及两颊部肿胀，面色红赤，或咽喉不痛而只有外面肿胀，严重的出现耳聋，俗称"大头瘟""虾蟆瘟"，有普济消毒饮去柴胡、升麻治疗。初起一二天，当去掉黄芩、黄连，三四天加上黄芩、黄连为好。

【原文】

温毒外肿，水仙膏主之。并主一切痈疮。（19）

【译解】

温毒，耳前耳后及两颊等处发现肿大的，可用水仙膏外敷。这个方法，可用于一般阳性痈疮，因水仙花根有降火败毒散结的作用。

水仙膏方：水仙花根，不拘多少，剥去老赤皮与根须，入石臼捣如膏，敷肿处，中留一空出热气，干则易之。以肌肤上生黍米大小黄疮为度。

【原文】

温毒敷水仙膏后，皮间有小黄疮如黍米者不可再敷水仙膏。过敷则痛甚而烂，三黄二香散主之。（20）

【译解】

温毒敷水仙膏后，皮间有小黄疮似黍米大小，这时不可再敷。因过敷则刺激皮肤，引起疼痛溃烂，当改用三黄二香散外敷。因三黄泻火而不烂皮肤，二香透热定痛。

三黄二香散方（苦辛芳香法）：黄连一两　黄柏一两　生大黄一两　乳香五钱　没药五钱

上为极细末，初用细茶叶调敷，干则易之，继则用香油调敷。

【原文】

温毒神昏谵语者，先与安宫牛黄丸、紫雪丹之属，继以清宫汤。（21）

【译解】

温毒病神志不清，语无伦次，先用安宫牛黄丸、紫雪丹一类药，接着用清宫汤。

安宫牛黄丸、紫雪丹、清宫汤（方剂和用法前面已有记载）。

本条讲温毒邪入心包的治法。

温毒病邪毒内陷，可以侵犯于厥阴心包经，而出现邪入心包的危重症候，出现神志异常的见证，治疗同温病过程中邪入心包一样，用安宫牛黄丸、紫雪丹、清宫汤等清心开窍。

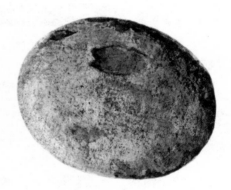

◎牛黄

【原文】

形似伤寒，但右脉洪大而数，左脉反小于右，口渴甚，面赤，汗大出者，名曰暑温。在手太阴，白虎汤主之；脉芤甚者，白虎加人参汤主之。（22）

【译解】

初起时类似伤寒而有头痛、身痛、发热恶寒等症。但脉象右手洪大而数，左手反小于右手，口渴较甚，面部红赤，周身大汗。这就称作暑温病，其病位在手太阴肺，用白虎汤治疗。如脉表现为明显的浮大中空，则用白虎加人参汤治疗。

【原文】

《金匮》谓太阳中暍①。发热恶寒，身重而疼痛，其脉弦细芤迟，小便已，洒然毛耸②，手足逆冷，小有劳，身即热，口开，前板齿燥。若发其汗，则恶寒甚，加温针③，则发热甚，数下，则淋甚，可与东垣清暑益气汤。（23）

【注释】

①中暍：暍（音叶）。中暍即中暑。②洒然毛耸：洒然是形容寒栗感。毛耸是形容毫毛耸起。③温针：即古时的一种针法，类似于现代之火针，或如针上加灸。

【译解】

《金匮要略》中说太阳中暍这种病的临床症候主要有：发热恶寒，身体沉重而疼痛，脉弦细或芤迟，小便以后，全身发冷而汗毛耸起，四肢逆冷，稍有劳作就会全身发热，张口呼吸，门齿燥。如果用辛温发汗药物，恶寒就会加重，加用温针，发热更重。反复地用攻下的方法，可造成小便频数短涩，就像淋证一样。正确的治疗方法，可用李东垣的清暑益气汤。

【原文】

手太阴暑温，如上条证，但汗不出者，新加香薷饮主之。（24）

【译解】

手太阴暑温，有如第22条所载"形似伤寒，但右脉洪大而数，左脉反小于右，口渴甚，面赤"等证，但不出汗，应用新加香薷饮以解表清暑。

新加香薷饮方（辛温复辛凉法）：香薷二钱　金银花三钱　鲜扁豆花三钱　厚朴二钱　连翘二钱

水五杯，煮取二杯。先服一杯，得汗止后服，不汗再服，服尽不汗，再作服。

【原文】

手太阴暑温，服香薷饮，微得汗，不可再服香薷饮重伤其表。暑必伤气，最令表虚①。虽有余症，知在何经，以法治之②。（25）

【注释】

①最令表虚：最容易形成表虚证。因暑为阳邪，易伤津耗气，会产生汗出不止的表虚证。②知在何经，以法治之：指本篇第26~34条中有关内容。

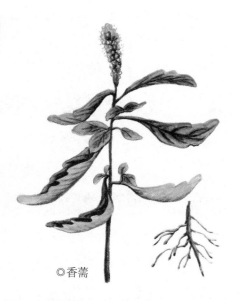

◎香薷

【译解】

上焦手太阴肺卫的暑温表实证，服用香薷饮之后，如果身体微微汗出，表示卫气已通畅，就不可以再服用香薷饮解表，以免重伤表卫之气。由于暑邪最易伤气，也极易导致卫表虚。虽然还有其他症状没有解除，应当根据邪在何经，辨证施治。

【原文】

手太阴暑温，或已经发汗，或未发汗，而汗不止，烦渴而喘，脉洪大有力者，白虎汤主之；脉洪大而芤者，白虎加人参汤主之；身重者，湿也，白虎加苍术汤主之；汗多，脉散大，喘喝①欲脱者，生脉散主之。（26）

【注释】

①喘喝：指喘的声音很大。

【译解】

手太阴暑温病，或已经用过辛温发汗药，或未用过辛温发汗药，而病人汗出不止，心烦口渴，呼吸粗大而喘，脉象洪大有力的，用白虎汤治疗；脉洪大而中空呈芤象者，用白虎加人参汤治疗；身体困重，是兼挟湿邪，用白虎加苍术汤；汗多不止，脉象散大无力，喝喝而喘的，用生脉散治疗。

【原文】

手太阴暑温，发汗后暑证悉减，但头微胀，目不了了[①]，余邪不解者，清络饮主之。邪不解，而入中下焦者，以中下法治之。（27）

【注释】

①目不了了：出自《伤寒论》。即眼中无神，对外界事物反应模糊。此处为暑邪入络、清窍受阻所致。

【译解】

手太阴暑温，服用香薷饮等发汗药治疗后，大多症状已减退。但还感到有轻微的头胀，视觉不太清晰。这是肺络中余邪未清，可用芳香轻清的清络饮，以清余邪。如果初起治疗不得法，暑湿之邪不能解除，深入中、下焦，出现中焦或下焦症状时，应当根据治疗中、下焦的方法治之。

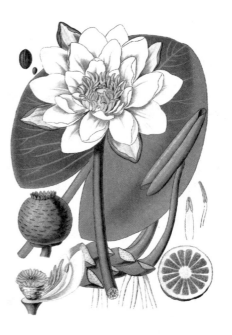

清络饮方（辛凉芳香法）：鲜荷叶边二钱　鲜金银花二钱　西瓜翠衣二钱　鲜扁豆花一枝　鲜竹叶心二钱　丝瓜皮二钱

水二杯，煮取一杯，日二服。凡暑伤肺经气分之轻证，皆可用之。

【原文】

手太阴暑温，但咳无痰，咳声清

◎荷花

高者，清络饮加甘草、桔梗、甜杏仁、麦门冬、知母主之。（28）

【译解】

手太阴暑温，如果病邪偏重于火，不夹湿邪。火烁肺金，引起干咳无痰，同时，咳声清亮的，当用清络饮以清肺络之热，加甘草、桔梗开肺气；甜杏仁润肺；麦门冬、知母清肺制火。

【原文】

两太阴①暑温，咳而且嗽，咳声重浊，痰多不甚渴，渴不多饮者，小半夏加茯苓汤再加厚朴、杏仁主之。（29）

【注释】

①两太阴：指手太阴肺经和足太阴脾经。

【译解】

两太阴暑温病，咳而且嗽，咳声重浊不清，痰多而口不甚渴，渴而不欲多饮时，用小半夏加茯苓汤再加厚朴、杏仁治疗。

【原文】

脉虚夜寐不安，烦渴舌赤，时有谵语，目常开不闭，或喜闭不开，暑入手厥阴也。手厥阴暑温，清营汤主之。舌白滑者，不可与也。（30）

【译解】

暑热病邪，劫烁心营之阴，引起脉虚无力，夜间睡眠不安。再由于肾水亏耗，不能上济心火，则心火独盛，故心中烦闷，口发渴，舌色发红。暑热扰乱神明，故时时谵语。目为火户，火性急，所以两眼喜张开以泄其火；或者喜闭而不开眼，这是心肾阴亏怕见阳光的征象。上述诸种症状，都是暑邪陷于手厥阴心包的表现。营气通于心，心营相连，所以手厥阴暑温，可选用清营汤以清泄心营之热。使用本方以舌红绛为主证，如见舌苔白滑，这是热邪被湿所困阻，病在气分，所以不可以用。

【原文】

手厥阴暑温，身热不恶寒，清神不了了①，时时谵语②者，安宫牛黄丸主之，紫雪丹亦主之。（31）

【注释】

①清神不了了：应作"精神不了了"。②时时谵语：谵语发作时间较频，或一次性谵语时间长。

【译解】

手厥阴暑温，但觉发热，而不觉恶寒，已没有手太阴卫分症状，又见神志不太清楚，时时谵语，这是暑热病邪已深入营分、内陷心包络的表现，急用安宫牛黄丸、紫雪丹之类。芳香开窍，苦寒清热治之。

【原文】

暑温寒热，舌白不渴，吐血①者，名曰暑瘵②，为难治，清络饮加杏仁、薏仁、滑石汤主之。（32）

【注释】

①吐血：包括咯血。②暑瘵：瘵（音债），劳瘵。暑瘵是指暑伤肺络，突然咳嗽咯血，状似劳瘵。

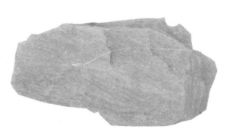

【译解】

暑温病发热恶寒，舌苔白腻，口不渴，吐血，叫作暑瘵，是一种难治病。用清络饮加杏仁、薏苡仁、滑石汤治疗。

◎滑石

【原文】

小儿暑温，身热，卒然痉厥①，名曰暑痫②，清营汤主之，亦可少与紫雪丹。（33）

【注释】

①痉厥：筋脉拘急而手抽搐，称为痉。神志不清，四肢逆冷，则为厥。②暑痫：外感暑热引发内风，发生猝然昏倒，手足抽搐，厉声呻吟，角弓反张，牙关紧闭，甚则二便失禁。

【译解】

小儿外感暑热病邪，身体高热，突然发生手足抽搐，牙关紧闭，二便失禁者，称作暑痫。可以选用清营汤治疗，也可以用少量紫雪丹清心包络之热毒而开内闭之窍。

【原文】

大人暑痫，亦同上法。热初入营，肝风内动，手足瘛疭①，可于清营汤中加钩藤、丹皮、羚羊角。（34）

【注释】

①瘛疭：瘛，是指筋脉挛缩；疭，是指筋脉纵伸。瘛疭是形容手足时伸时缩，呈阴性特征的缓慢抽动状态，是热极生风、下焦肝肾阴耗、虚风内动的体征。

【译解】

成人感受暑温之邪，引起手足抽搐昏迷，缓缓抽动伸缩状态，治疗与上法相同。暑热温邪初入营分，热极引动肝风，手足抽搐伸缩，可以选用清营汤加钩藤、丹皮、羚羊角之类，以凉肝息风。

伏　暑

【原文】

按暑温伏暑,名虽异而病实同,治法须前后互参,故中下焦篇不另立一门。

【译解】

暑温和伏暑,病名虽然不一样,而病的性质是相同的,在治疗时应该前后互相参照,在中焦篇和下焦篇里,就不将伏暑另外列为一个章节了。

【原文】

暑兼湿热,偏于暑之热者为暑温,多手太阴证而宜清;偏于暑之湿者为湿温。多足太阴证而宜温;湿热平等者两解之。各宜分晓,不可混也。（35）

【译解】

暑邪兼有湿热的性质,如果偏重于热就是暑温,多表现于手太阴肺经热盛的症候,治疗宜用清法;偏重于湿的,就是湿温,多表现为足太阴脾经湿盛的症候,宜用温燥祛湿治法;如果湿热并重,可同时应用清热化湿的治法。应该分辨清楚,不能混淆。

【原文】

长夏①受暑,过夏而发者,名曰伏暑。霜未降而发者少轻。霜既降而发者则重,冬日发者尤重②。子、午、丑、未③之年为多也。（36）

【注释】

①长夏:指夏秋之交,一般在农历六月。②冬日发者尤重:邪气侵入,潜伏于体内,正气愈弱则邪伏较深。深则潜伏期长,故病情为重。③子、午、丑、

未：按十二地支纪年。子午为少阴君火司天，该年天气炎热；丑未为太阴湿土司天，该年气候湿润多雨。暑为炎热，必兼湿浊，故这些年中多暑病。

【译解】

长夏感受暑邪，过了夏季才发病的，称为伏暑。在霜降之前发病的稍轻，在霜降之后发病的较重，到了冬天才发病的，就更为严重。本病在子、午、丑、未的年份比较多见。

【原文】

头痛微恶寒，面赤烦渴，舌白脉濡而数者，虽在冬月，犹为太阴伏暑也。（37）

【译解】

出现头痛、微恶寒、面赤烦渴、舌白、脉象濡而数的症状，虽发于冬天，依据其症候群表现，仍可以判断为手太阴伏暑。

【原文】

太阴伏暑，舌白口渴，无汗者，银翘散去牛蒡、元参加杏仁、滑石主之。（38）

【译解】

手太阴伏暑，舌白表示里湿郁结；口渴说明暑热耗伤津液。无汗者乃是表实证，治用辛凉解表的银翘散。因兼湿，故去牛蒡子之滑泄，元参之滋阴；加杏仁宣开肺气，因肺主一身之气化；用滑石为淡渗通利中下二焦之湿邪。

【原文】

太阴伏暑，舌赤口渴，无汗者，银翘散加生地、丹皮、赤芍、麦门冬主之。（39）

【译解】

手太阴伏暑，舌色赤，口渴，没有汗出，这是伏温侵入血分的表实证，宜用银翘散解表。因邪在血分，故加生地、丹皮、赤芍、麦门冬凉血清热，滋阴以培汗源。

【原文】

太阴伏暑，舌白，口渴，有汗，或大汗不止者，银翘散去牛蒡子、元参、芥穗，加杏仁、石膏、黄芩主之。脉洪大，渴甚，汗多者，仍用白虎法；脉虚大而芤者，仍用人参白虎法。（40）

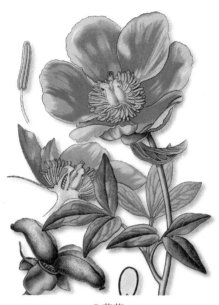

◎芍药

【译解】

太阴伏暑，舌苔白，口渴，有汗，或汗出不止，这是邪在气分的表虚证。因舌白，为太阴表证仍在，故选用银翘散；因汗出热盛，兼有湿邪，故去牛蒡、元参、荆芥穗等发汗和滋阴的药，加入杏仁、石膏、黄芩等清热化湿的药。如果脉象洪大，口大渴，汗大出，这是气分之邪更盛，病势较重，宜用辛寒重剂白虎汤法；如果脉象虚大，中空无力，这是热邪耗伤气阴，应改用白虎加人参汤法。

【原文】

太阴伏暑，舌赤口渴汗多，加减生脉散主之。（41）

【译解】

手太阴伏暑，舌质红赤，口渴，汗多不止的，用加减生脉散治疗。

【原文】

伏暑、暑温、湿温，证本一源，前后互参，不可偏执。（42）

【译解】

伏暑、暑温、湿温这三种病的成因，都为感受暑邪，即证本一源，应前后对照，不可偏执。

 # 湿温　寒湿

【原文】

头痛恶寒，身重疼痛，舌白不渴，脉弦细而濡，面色淡黄，胸闷不饥，午后身热，状若阴虚，病难速已，名曰湿温。汗之则神昏耳聋，甚则目瞑①不欲言，下之则洞泄②，润之③则病深不解。长夏深秋冬日同法，三仁汤主之。（43）

【注释】

①目瞑：瞑，闭上眼睛。②洞泄：一名飧泄，是食后即泄，泄下物完谷不化，这是指泻下无度。③润之：泛指滋阴之法。

【译解】

患者头痛，恶寒，身体困重疼痛，舌苔白腻，口不渴，脉象弦细而濡，面色淡黄，胸闷不舒，无饥饿感，午后发热，与阴虚发热相类似，并且难以很快治愈的疾病，就称为湿温病。对于湿温的治疗，如误用辛温发散治法，可致神志迷糊，耳聋，甚至两目闭合而不想说话；如误用苦寒攻下之剂，则可致大便泄泻不止，如果误用了滋润养阴就会使病邪锢结于里，更加不易解除。本病的治疗，不论发生于长夏、深秋，还是冬天，都用相同的治法，用三仁汤治疗。

【原文】

湿温邪入心包,神昏肢逆^①,清宫汤去莲子心、麦门冬,加金银花、赤小豆皮,煎送至宝丹,或紫雪丹亦可。(44)

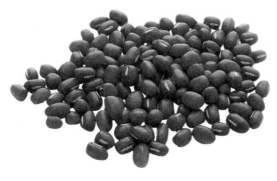

◎ 赤小豆

【注释】

①肢逆:与四肢厥逆同一部位,但症情较轻,仅四肢末梢不温而已。

【译解】

湿热之邪侵入心包络,扰乱神明,引起神志不清;又因汗伤心阳,湿遏热伏,阳气不能布达四肢,所以肘膝以下的末梢部位冰冷,这称为肢逆。当用清宫汤清泄心包邪热。但须除去莲子心、麦门冬,因莲子心苦寒,能引动肾水上潮,有碍中焦之湿;麦门冬柔腻,能助湿邪。加金银花、赤小豆皮以清湿热。因神明闭塞,非用芳香开窍不可,故煎服至宝丹、紫雪丹之类,以去秽浊,复神明。

【原文】

湿温喉阻^①咽痛,银翘马勃散主之。(45)

【注释】

①喉阻:喉部不畅,多与湿浊凝聚有关。

【译解】

湿温病咽喉阻塞疼痛,用银翘马勃散治疗。

【原文】

太阴湿温,气分痹郁而哕者^①(俗名为呃),宣痹汤主之。(46)

【注释】

①哕者：因胃气上逆而发出的呃逆声。

【译解】

太阴湿温，湿热之邪郁阻于上焦肺之门户咽喉，发生呃呃作声，有声无物哽阻，但感胸部不快，这称为呃逆，当用宣痹汤轻宣肺郁。

【原文】

太阴湿温喘促者，千金苇茎汤加杏仁、滑石主之。（47）

【译解】

湿热之邪阻滞中焦，太阴脾湿不化，湿热酿痰，上壅于肺，肺气不得宣降，故发生呼吸急促的征象，当用千金苇茎汤加杏仁、滑石主之。

【原文】

《金匮》谓太阳中暍，身热疼重而脉微弱，此以夏月伤冷水，水行皮中所致也。一物瓜蒂散主之。（48）

【译解】

《金匮》所说的太阳病中暍，症见身发热、周身经脉拘急疼痛而重滞，这是由于夏季感受暑邪和过多地接触冷水，水湿之气停留于肌肉、腠理之间所致。暑与湿相搏结，清阳受郁，所以身体发热而且疼痛沉重。由于阳郁湿滞，故脉象亦呈现微弱无力。治宜瓜蒂散。

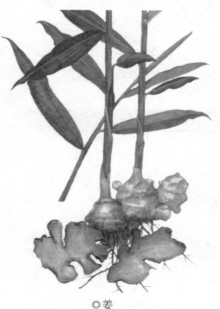

◎姜

【原文】

寒湿伤阳，形寒脉缓，舌淡，或白滑不渴，经络拘束[1]，桂枝姜附汤主之。（49）

【注释】

①经络拘束：指肢体拘急不舒。

【译解】

寒湿损伤阳气，如见到形寒怕冷，脉象缓，舌淡，或舌苔白滑，口不渴，全身经脉拘急不舒，用桂枝姜附汤治疗。

 温 疟

【原文】

骨节疼烦[1]，时呕，其脉如平，但热不寒，名曰温疟，白虎加桂枝汤主之。（50）

【注释】

①骨节疼烦：阴伤而虚，阳气独发，故骨节疼痛而烦，烦为阴不足之象。

【译解】

骨节疼痛而烦躁不安，时时作呕，脉象却如普通疟疾一

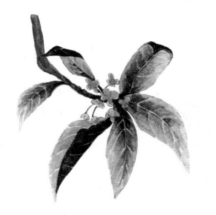

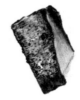

◎桂

样，症候表现为只有发热而没有恶寒，名为温疟，用白虎加桂枝汤治疗。

【原文】

但热不寒，或微寒多热，舌干口渴，此乃阴气先伤，阳气独发，名曰瘅疟①，五汁饮主之。（51）

【注释】

①瘅疟：《素问·疟篇》："寒气藏于骨髓之中，至春则阳气大发……故但热而不寒，气内藏于心，而外舍于分肉之间，令人消烁脱肉，故命曰瘅疟。"

【译解】

疟疾发作时，单纯发热而不发冷，或以发热为主，微微恶寒，舌苔干燥，口发渴。这是病人阴气本已不足，阳气独旺，胃津耗伤的缘故，这称为瘅疟，治疗应选用五汁饮方药。

【原文】

舌白渴饮，咳嗽频仍，寒从背起，伏暑所致，名曰肺疟①，杏仁汤主之。（52）

【注释】

①肺疟：《素问·刺疟篇》云：肺疟者，令人心寒，寒甚热，热间善惊，如有所见者，刺手太阴阳明。

【译解】

疟疾舌苔白，口渴思饮，咳嗽频频发作，恶寒从背部开始，是伏暑引起的，称为肺疟，用杏仁汤治疗。

【原文】

热多昏狂，谵语烦渴，舌赤中黄，脉弱而数，名曰心疟①，加减银翘散主之；

兼秽，舌浊口气重者^②，安宫牛黄丸主之。（53）

【注释】

①心疟：《素问·刺疟》说："心疟者，令人烦心甚，欲得清水，反寒多，不甚热，刺手少阴。"②口气重者：指呼吸时臭气较明显，是心火偏亢之症。

【译解】

疟疾发作时高热，神志昏迷，发狂谵语，心中烦闷，口渴，舌质赤、中心有黄苔，脉弱无力，而且带数，这称为心疟，是肺中伏邪不解，逆传心包，神明被扰所引起。受邪比较轻浅的，可用加减银翘散，清肺与包络之热，领邪外出卫分；受邪重的，必兼有秽浊蒙蔽心窍，出现舌苔浊腻，口气很重，会有内闭外脱的危险，急用安宫牛黄丸，芳香化浊，清心开窍。

 # 秋 燥

【原文】

秋感燥气，右脉数大，伤手太阴气分者，桑杏汤主之。（54）

【译解】

秋天感受当令的燥热病邪，可见右脉数大，这是燥邪侵袭太阴肺之气分所致，治疗用桑杏汤。

【原文】

感燥而咳者，桑菊饮主之。（55）

【译解】

因感受燥邪而咳嗽的，可用桑菊饮治疗。

【原文】

燥伤肺胃阴分，或热或咳者，沙参麦冬汤主之。（56）

【译解】

如果燥邪灼伤了肺胃阴液，或表现为身热不退，或表现为干咳不止的，用沙参麦冬汤治疗。

【原文】

燥气化火，清窍不利者，翘荷汤主之。（57）

【译解】

燥邪化火上犯而致清窍不利，用翘荷汤治疗。

【原文】

诸气膹郁、诸痿喘呕①之因于燥者，喻氏②清燥救肺汤主之。（58）

【注释】

①诸气膹郁、诸痿喘呕：此节条文出自《素问·至真要大论》："诸气膹郁，皆属于肺，诸痿喘呕，皆属于上。"张景岳解释说："膹，喘急；郁，痞闷也。"凡是气病满闷怫郁喘急等证，都属于肺病。凡是痿病、喘息、呕吐等证，都属于上焦。②喻氏：指的是清代医家喻嘉言，他在《医门法律》中首创了"秋燥论"补充《黄帝内经》"秋伤于湿"的缺陷，提出"秋伤于燥"

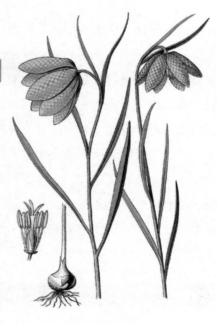

◎贝母

的病机论点。

【译解】

肺主气，上焦喘急痞闷，气机怫郁；或双足痿软不能行走，气喘，呕吐等症状，皆与肺有关，都是由于燥气灼伤肺胃阴液所致。可选用喻嘉言制定的清燥救肺汤，甘寒濡润，滋燥养阴。

清燥救肺汤方（辛凉甘润法）：石膏二钱五分 甘草一钱 霜桑叶三钱 人参七分 杏仁七分，泥 胡麻仁一钱，炒研 阿胶八分 麦门冬二钱，不去心 枇杷叶六分，去净毛，炙

水一碗，煮六分，频频二三次温服，痰多加贝母、瓜蒌，血枯加生地黄，热甚加犀角、羚羊角，或加牛黄。

 # 补秋燥胜气论（节录）

按前所序之秋燥方论，乃燥之复气也，标气也。盖燥属金而克木，木之子，少阳相火也。火气来复，故现燥热干燥之症。又《灵枢》谓：丙丁为手之两阳合明，辰巳为足之两阳合明。阳明本燥，标阳也。前人谓燥气化火，经谓燥金之下，火气承之，皆谓是也。案古方书，无秋燥之病。近代以来，惟喻氏始补燥气论，其方用甘润微寒。叶氏亦有燥气化火之论，其方用辛凉甘润，乃《素问》所谓燥化于天，热反胜之，治以辛凉，佐以甘苦法也……

……再按胜复之理与正化、对化、从本、从标之道。近代以来，多不深求，注释之家，亦不甚考。如仲景《伤寒论》中之麻桂姜附治寒之胜气也，治寒之正化也，治寒之本病也。白虎承气治寒之复病也，治寒之对化也，治寒之标病也，余气俱可从此类推。

【原文】

秋燥之气，轻则为燥，重则为寒，化气①为湿，复气②为火。（59）

【注释】

①化气：转换变化，燥与湿在属性上是对立的。燥气在一定的气候条件下亦可以从湿化。②复气：复为报复，金盛克木，木之火反而刑金，此为复气。

【译解】

秋季是燥热病邪主令的节气，新感时令燥邪，其证较轻，因邪客于卫表。如转化为寒证，说明病情加重，燥气可以从湿化，反克亦可以变为火热症候。

【原文】

燥伤本脏①，头微痛，恶寒，咳嗽稀痰，鼻塞，嗌塞，脉弦无汗，杏苏散主之。（60）

【注释】

①本脏：即肺胃。

【译解】

肺脏属金，易为燥气所犯。胃属阳明，阳明之上，燥气主之，也是同气相应，所以燥气易伤肺胃。出现轻微头痛、怕冷，这是因为肺主皮毛，阳明胃脉上行头角的缘故。咳嗽痰液稀薄，是由肺为燥气所搏，不能通调水道，下输膀胱，寒饮停留所引起。鼻为肺窍，喉为肺系，因肺部受邪，则鼻息失利，咽部也感阻塞。由于寒饮内伏，因此脉搏出现弦象。凉燥性属次寒，腠理紧束，所以身上不出汗，选用杏苏散，解表宣肺，和胃逐饮。

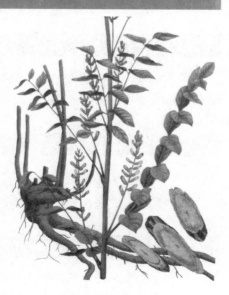

◎甘草

杏苏散方：苏叶、半夏、前胡、苦桔梗、陈皮、大枣去核、茯苓、枳壳、杏仁、甘草、生姜。

加减法：无汗脉弦甚或紧者，加羌活微透汗，汗后咳不止去苏叶、羌活，加苏梗。兼泄泻腹满者，加苍术、厚朴。头痛兼眉棱骨痛者，加白芷。热甚加黄芩，泄泻腹满者不用。

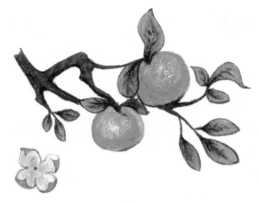

◎橘

【原文】

伤燥，如伤寒太阳证，有汗不咳，不呕不痛者，桂枝汤小和之。（61）

【译解】

外感时令凉燥邪气，初起有头痛身疼，畏风怕冷，似伤寒太阳表证，并伴有唇燥咽干等津液干燥现象。假如兼身有汗，不咳嗽，不呕吐，身体也不觉痛，这是营卫不和，宜用桂枝汤少少和其营卫。

【原文】

燥金司令，头痛，身寒热，胸胁痛，甚则疝瘕①痛者，桂枝柴胡各半汤加吴萸楝子茴香木香汤主之。（62）

【注释】

①疝瘕：出自《素问·玉机真脏论》。又名瘕疝。疝，因风寒与腹内气血相结而致。其症腹皮隆起，推之可移，腹痛牵引腰背。

【译解】

秋天燥金当令的时候，症见头痛、发冷、发热，这是凉燥之气袭于肺卫。胸胁部疼痛，严重的少腹部聚气作痛，有如肿块，这是金盛克木的肝病症状，也是因为足厥阴肝经布胁肋、抵小腹、循阴器的缘故。本条所述是肺病与肝病并见，表里同病，故用桂枝柴胡各半汤加减，以桂枝领邪外出太阳；柴胡疏肝达气；加吴茱萸、木香、川楝、茴香等以奏芳香通络定痛之效。

桂枝柴胡各半汤加吴萸楝子茴香木香汤（治以苦温佐以甘辛法）：桂枝　柴胡　吴茱萸　黄芩　人参　广木香　生姜　白芍　大枣去核　川楝子　小茴香　半夏　炙甘草

【原文】

燥淫传入中焦，脉短而涩，无表证，无下证，胸痛，腹胁胀痛，或呕或泄，苦温甘辛以和之。（63）

【译解】

燥热病邪侵袭肺卫不解，顺传入于中焦，出现脉象短而涩。短为金，涩为燥，这是秋燥本脉。无恶寒发热的表证，又无腹满便秘的下证，但感胸胁胀痛，

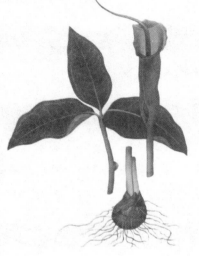

◎半夏

这是肝经布胸胁、金气克木的表现。腹胀时，或有呕吐，或有泄泻，这是土受木克的症状，治用苦温甘辛法以和之。

【原文】

阳明燥症，里实而坚[①]，未从热化，下之以苦温；已从热化，下之以苦寒。（64）

【注释】

①里实而坚：此邪结腑中，为痞满燥实阳明证。

【译解】

秋燥传入中焦，形成大便闭结、腹部坚满而痛的阳明燥热证，须辨其燥

气有未热化。如果脉象短涩而紧、面色青黄的，这是未从热化，当用苦温下法，如大黄附子汤，或新方天台乌药散之类治之。如果脉象出现数而坚，面赤，舌黄，这是已从热化，当用苦寒下法，如三承气汤之辈，随证施治。

【原文】

燥气延入①下焦，搏于血分而成症者，无论男妇，化症回生丹主之。（65）

【注释】

①延入：即缓慢深入。

【译解】

外感燥热病邪，缓慢深入下焦，与瘀血相搏结，坚结不散，形成在腹外部用手触之不移动的、可摸到的硬块。不论男性女性患者，可选用化症回生丹治疗。

【原文】

燥气久伏下焦，不与血搏①，老年八脉空虚②，不可与化症回生丹者，复亨丹主之。（66）

【注释】

①不与血搏：燥热病邪虽然已深入下焦，但尚未形成与瘀血相搏结的症状。
②八脉空虚：指奇经八脉空虚，血气无力注入。

【译解】

燥热病邪，长久地蕴伏于下焦肝肾，容易与血相搏而成症块。如果老年八脉空虚，燥邪不与血相搏结，也不形成推之不移的症块，因此不可以给予攻坚破积的化症回生丹，治拟用温养和温燥兼顾的复亨丹治之。

卷二·中焦篇

ZHONGJIAOPIAN

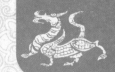

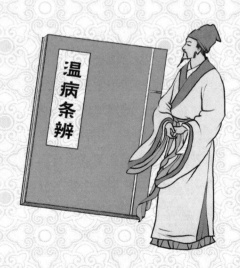

【题解】

本篇主要讨论温病中期，邪传中焦脾胃时的辨证论治规律和方法，所以称为中焦篇。所谓中焦，其含义有三：其一，病位在中焦脾与胃（包括阳明大肠）。其二，病性以里热证和里实证为主；若夹湿则为里湿热证。其三，中焦温病多由上焦温病传变而来，属于温病的极期阶段，此时邪气亢盛，正气未衰，邪正交争剧烈。若中焦病不愈，则传入下焦，进入温病后期。

温病传入中焦，邪气旺盛，正气未衰，邪正交争剧烈，其辨治分为温热和湿热两大类。纯热无湿者，病位以阳明为主，病机以热盛津伤为特征。无形邪热炽于阳明者，用白虎汤治疗；有形实邪结于阳明，腑实重兼热厥者可选大承气汤；热结旁流者用调胃承气汤；腑实兼阴虚、气虚正伤者可选增液承气汤及新加黄龙汤攻补兼施；腑实与太阴肺热、小肠热、心包热合并出现者分别选用宣白承气汤、导赤承气汤、牛黄承气汤等。气分不解，热传入营，以清营汤治之；热入心包神昏谵语者，治用"三宝"；气营两燔者，用玉女煎去牛膝熟地加细生地元参方治之。热兼湿邪为患者，病位以太阴为主，病机以湿热困中、阻遏气机为特征，治宜清热化湿理气为主。若湿热弥漫三焦，可以三石汤、杏仁滑石汤清热祛湿宣通三焦；表里俱病，湿热困中者，黄芩滑石汤主之；暑湿水结在胸者，以小陷胸汤加枳实为主治之；暑邪与痰浊结于中焦气分者，半夏泻心汤加减主之。湿温里虚，湿热内陷，以人参泻心汤加白芍治之；机窍不灵，纳呆不食者，三香汤主之；内外和邪者，杏仁苡仁汤主之；胃湿不和者，小半夏加茯苓或半夏泻心汤主之。另外，湿温病所具有的以脾胃为病变中心，长期在中焦气分留恋，病程较长，还有发病季节、致病因素、病变性质和症候类型等方面，都与疟、痢、疸、痹有诸多相似之处，故也兼论了这些疾病的辨治。又由于临床上湿热与寒湿之邪可以相互转化，故又专列寒湿一节，共11条，与湿温对照，相互鉴别。

秋燥亦属不夹湿者，但总以燥伤津液为其致病特点，其一般传变较少，病程较短。在中焦主要以燥热亢盛，伤耗津液为主，尤其是伤耗胃阴为多，治疗重点在于滋养胃阴。方如：五汁饮、玉竹麦冬汤、牛乳饮等。若伤及营血，气血两燔者，则以玉女煎为主方。

总之，中焦温病是指温病的中期，邪气旺盛、正气未衰、邪正剧烈争斗的阶段，其病变部位主要在脾胃。根据中焦温病的病位和病性特点，以《内经》"热淫于内，治以咸寒，佐以甘苦"，及"治中焦如衡，非平不安"为其原则。选药组方讲究平衡，使太过之亢盛得以平调，若纯热无湿时，主要以"清热"和"泻下"为主，若湿温兼杂，治疗多以辛开苦降、芳香化浊、淡渗利湿之法，所谓辛开苦降，也是增强气机运化，平其权衡之变法。更为重要的是，在中焦温病的初期治疗时，鞠通提出，其病势有向外之机者，当"凡逐邪者，随其所在，就近而逐之"的论述。

尤应注意的是，中焦温病以大热和阴津耗伤为其主要特点，所以保其阴液尤为重要。概括起来：①清热不可纯用苦寒。②泻下不可太过伤及胃阴。③小便不利，忌用淡渗。④斑疹禁用升提。⑤下后热退，不可即食，以防食复。

 # 风温　温热　瘟疫　温毒　冬温

【原文】

面目俱赤①，语声重浊，呼吸俱粗，大便闭②，小便涩③，舌苔老黄，甚则黑有芒刺，但恶热，不恶寒④，日晡⑤益甚者，传至中焦，阳明温病也。脉浮洪躁甚者。白虎汤主之；脉沉数有力，甚则脉体反小而实者，大承气汤主之。暑温、湿温、温疟，不在此例。（1）

【注释】

①面目俱赤：指颜面和眼白都呈红色。赤色主热主火。《素问·热论》谓："阳明主肉，其脉侠鼻络于目，故身热目痛而鼻干，不得卧也。"即足阳明

胃经循行于人体的面目部分，这部分红赤。说明阳明热盛。②大便闭：指大便秘结不通，阳明腑实证。③小便涩：指尿少而涩滞不通，热灼津伤。④恶寒：指厌恶（怕，害怕）寒冷。此证系指表邪存在。故"有一分恶寒，即有一分表证"之说。⑤日晡：申时的代称，即下午3—5时。

【译解】

风温、温热、瘟疫、温毒、冬温等温病，出现面目发红，说话声音重浊，呼吸粗大，大便闭结不通，小便短赤不畅，舌苔呈现老黄色，甚至苔色焦黑粗糙起刺，病人但觉恶热而不恶寒，下午傍晚热势更甚，这些症状表明病邪已传入中焦，可称之为"阳明温病"。脉象浮洪躁急的，用白虎汤治疗；脉象沉数而有力者，甚至反表现为脉体细小而实的，用大承气汤治疗。暑温、湿温、温疟等疾病，不属于本条的讨论范围。

【原文】

阳明温病①，脉浮而促者，减味竹叶石膏汤主之。（2）

【注释】

①阳明温病：包括两个证型：阳明经热证、阳明腑实证。

【译解】

阳明温病，就是具有上条症状的中焦温病，但还没有出现腑实的症状，只见热盛不退，脉象浮数而时一停止，这是热邪稽留中焦不解，阴气耗伤的表现。治疗应该着重清泄邪热、保护津液为主，故用辛凉清热护阴的减味竹叶石膏汤治疗。

减味竹叶石膏汤（辛凉合甘寒法）：

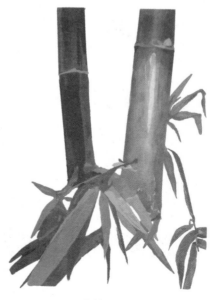

◎竹

竹叶五钱　　石膏八钱　　麦冬六钱　　甘草三钱

　　水八杯，煮取三杯，一时服一杯，约三时令尽。

【原文】

　　阳明温病，诸症悉有而微，脉不浮者，小承气汤微和①之。（3）

【注释】

①微和：并非和解法，是比较峻下法大承气汤的一个轻证的攻下法。

【译解】

　　阳明温病，出现第 1 条各种症状，并有腑实证。但症状都比较轻微，脉象不浮而是沉数，这是热邪结于阳明腑气失却通畅的缘故，应该采用小承气汤微和胃气的下法，以清泄阳明，略通腑气，不要用峻下的攻法。

　　小承气汤方（苦辛通法）：大黄五钱　　厚朴二钱　　枳实一钱

　　水八杯，煮取三杯，先服一杯。得宿粪，止后服，不便，再服。

【原文】

　　阳明温病，汗多谵语①，舌苔老黄而干者，宜小承气汤。（4）

【注释】

①谵语：一般多为阳明实热，或温邪入于营血，邪入心包，扰乱神明，即出现神志不清、胡言乱语之证。此处指阳明实热证所致谵语。

【译解】

　　阳明温病，如果出汗多，谵语，舌苔呈老黄色而干燥的，适宜用小承气汤治疗。

【原文】

　　阳明温病，无汗，小便不利，谵语者，先与牛黄丸。不大便，再与调胃

承气汤。（5）

【译解】

阳明温病，一般是高热多汗的。由于高热多汗，津液耗伤，故见小便不利。现无汗而小便不利，说明热虽高而津液尚不受到严重耗伤，也可以推测大便不一定硬实。谵语的出现，很可能是邪热转入心包所致，所以采取先用牛黄丸以清心开窍；如果服牛黄丸后，谵语仍然不除，大便也不下，根据这种情况分析，是属于阳明邪热胶着所致了。无汗，则体表之气不得疏散；大小便俱闭，则腑气失于疏通，所以必须用调胃承气汤，取芒硝的咸寒；大黄、甘草的甘苦寒，以泄热而调和胃腑之气。

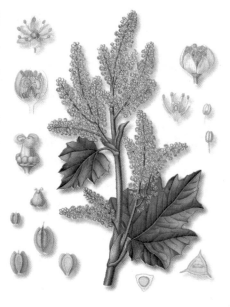

◎大黄

【原文】

阳明温病，面目俱赤，肢厥，甚则通体皆厥，不瘛疭，但神昏，不大便七八日以外，小便赤，脉沉伏，或并脉亦厥，胸腹满坚，甚则拒按，喜凉饮者，大承气汤主之。（6）

【译解】

阳明温病，面部和眼白都红赤，四肢发冷，甚则全身寒冷现象。四肢不抽搐，但见神志昏迷，大便不通有七八天之多，小便颜色红赤。脉象沉伏，或者脉重按也不易诊到，这叫作"脉厥"。胸腹感到满硬，甚至怕手按腹，口渴喜凉饮。这些症状，都是温邪郁阻中焦、阳明实热、气机壅闭的热厥证，应用大承气汤治疗。

【原文】

阳明温病，纯利稀水无粪者，谓之热结旁流①，调胃承气汤主之。（7）

【注释】

①热结旁流：为阳明腑实证的一种。其特点是肠内有燥屎内结，但肠中水液可通过其缝隙下流，故可见下利纯臭稀水。

【译解】

阳明温病，如果大便泻出的全是稀水而无粪质的，称为热结旁流，用调胃承气汤治疗。

【原文】

阳明温病，实热壅塞为哕者，下之。连声哕者，中焦；声断续，时微时甚者，属下焦。（8）

【译解】

阳明温病，由于胃中实热，气机壅滞，迫使胃气不得下降，胃气上逆发生呃逆，治疗上应当采取下法。里实得泄，则中焦热结自解，胃气得降，呃逆便消失了。一般地说，连声呃逆的属中焦胃，实证居多，用下降法。呃逆声时断时续、时轻时重的属下焦肾，多由肾虚不纳气所致，因逆气从下冲上，来路远，所以呃逆声时断时续。

【原文】

阳明温病，下利谵语，阳明脉实或滑疾者，小承气汤主之；脉不实者，牛黄丸主之，紫雪丹亦主之。（9）

【译解】

阳明温病，出现下利谵语，右手脉实或滑疾的，这是阳明内有邪实的表现，治疗应用小承气汤。如果脉象不实，这说明胃肠没有实结，腑气尚通，所出现的"谵语"不是由腑实引起，而是邪入心包所形成，因此应该用牛黄丸或紫雪丹清心开窍。

【原文】

温病，三焦俱急，大热大渴，舌燥，脉不浮而躁甚，舌色金黄，痰涎壅甚，不可单行承气者，承气合小陷胸汤主之。（10）

【译解】

温病邪热炽盛，已从上焦发展到中焦，并有延及下焦的趋势，所以称"三焦俱急"。症见身大热，口大渴，舌苔黄燥无津，脉象不浮而躁动得很厉害，这是热灼中焦，胃液被劫的现象。"痰涎壅甚"，则是热迫上焦、肺失清肃、熬津为痰、壅滞肺络的结果。温邪既迫切上中二焦，若不遏止，势必延及下焦而损及真阴。治法急宜太阴、阳明兼顾，化痰导下。一方面肃清肺邪，使肺气得降，以利化源；另一方面清泄阳明，使邪热得以下达。因此不能单独用承气汤，必须采取承气合小陷胸汤，上中二焦兼治。

承气合小陷胸汤（苦辛寒法）：生大黄五钱　厚朴二钱　枳实二钱　半夏三钱　栝蒌三钱　黄连二钱

水八杯，煮取三杯，先服一杯，不下，再服一杯。得快利，止后服，不便，再服。

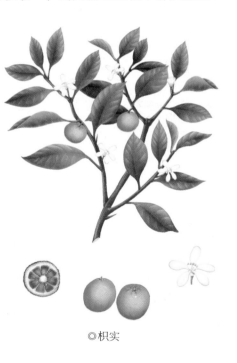

◎枳实

【原文】

阳明温病，无上焦证①，数日不大便，当下之，若其人阴素虚②，不可行

承气者，增液汤主之。服增液汤已。周十二时③观之，若大便不下者，合调胃承气汤微和之。（11）

【注释】

①阳明温病，无上焦证："阳明温病"系指中焦篇第一条的内容，"无上焦证"指没有上焦篇第三条所述症候。本条所述之证无表证，纯属里证。②阴素虚：指该患者平素的体质偏于阴虚。③周十二时：以地支计时，每一时相当于现在2小时，十二时为24小时，24小时为一天，故称"周"。

【译解】

阳明温病，没有上焦症状，几天不大便，应当用下法治疗，如果病人素体阴液亏虚，不可以用承气汤，宜投增液汤治疗。服增液汤以后，观察24小时，假如仍然不解大便，可配合调胃承气汤轻下以调和胃气。

【原文】

阳明温病，下后汗出，当复其阴，益胃汤主之。（12）

【译解】

阳明温病，施用下法后，又见汗出，汗下后伤阴津，当复其阴津，采用益胃汤以益胃阴，因胃为后天之本，胃阴复则周身的阴液也可渐渐恢复。

益胃汤方（甘凉法）：沙参三钱 麦冬五钱 冰糖一钱 细生地五钱 玉竹一钱五分，炒香

水五杯，煮取二杯，分两次服。渣再煮一杯服。

【原文】

下后无汗脉浮者，银翘汤主之；脉浮洪者，白虎汤主之；脉洪而芤者，白虎加人参汤主之。（13）

【译解】

温病下后，汗不出而脉见浮象，这是余邪郁于肌表的现象，应用银翘汤治疗。如果脉象浮洪的，即为阳明气热炽盛，当用白虎汤清热保津；若脉象浮洪而芤的，则是热盛气伤的表现，宜用白虎加人参汤清热益气，以免气阴两伤。

银翘汤方（辛凉合甘寒法）：金银花五钱　连翘三钱　竹叶二钱　生甘草一钱　麦门冬四钱　细生地四钱

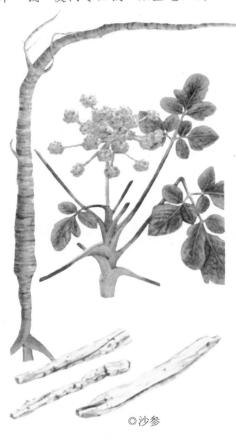

◎沙参

【原文】

下后无汗，脉不浮而数，清燥汤主之。（14）

【译解】

温病用下法治疗后，没有汗出，脉象不浮而见数，这是里热未清、阴分已伤的表现，宜用清燥汤增液养阴、祛邪退热。

清燥汤方（甘凉法）：麦门冬五钱　知母二钱　人中黄一钱五分　细生地五钱　元参三钱

水八杯，煮取三杯，分三次服。

加减法：咳嗽胶痰，加沙参三钱，桑叶一钱五分，梨汁半酒杯，牡蛎三钱，牛蒡子三钱。

【原文】

下后数日，热不退，或退不尽，口燥咽干，舌苔干黑，或金黄色，脉沉而有力者，护胃承气汤微和之；脉沉而弱者，增液汤主之。（15）

【译解】

温病用下法后，过了几天，发热仍然不退，或者热虽退而不尽，并有口燥咽干，舌苔干燥而黑，或金黄色，这是下后阴液劫伤，余邪未尽，复聚于阳明的缘故。如果脉象沉而有力的，宜用轻下方法的护胃承气汤，既泄余邪，又护胃阴；如果脉象沉而弱的，说明阳明已无热结，只是阴液的耗伤，应该用增液汤以养阴退热。

护胃承气汤（苦甘法）：生大黄三钱　元参三钱　细生地三钱　丹皮二钱　知母二钱　麦门冬（连心）三钱

水五杯，煮取二杯，先服一杯。得结粪，止后服，不便，再服。

【原文】

阳明温病，下后二三日，下证复现①。脉不甚沉②，或沉而无力，止可与增液，不可与承气。（16）

【注释】

①下证复现：如十五条所例应下的症候又出现了。②脉不甚沉：脉象未表现出非常明显的沉象。

【译解】

阳明温病，运用攻下法后二三天，可用攻下的症候（适应证）又出现，如果脉象不太沉，或者脉象虽沉但按之无力，只可用增液汤治疗，不可使用承气汤。

【原文】

阳明温病，下之不通，其证有五：应下失下，正虚不能运药，不运药者死，新加黄龙汤主之；喘促不宁，痰涎壅滞，右寸实大，肺气不降者，宣白承气汤主之；左尺牢坚，小便赤痛，时烦渴甚，导赤承气汤主之；邪闭心包，神昏舌短，内窍不通，饮不解渴者，牛黄承气汤主之；津液不足，无水舟停

者，间服增液，再不下者，增液承气汤主之。（17）

【译解】

阳明温病，用了攻下法而大便依然不通，它的原因和临床表现，可分为五个方面：

第一，应该用下法治疗的阳明温病，由于没有及时用下法，以致正气被邪热所烁，形成正虚不能运化药力的局面，这种症情最为危险。救治的方法，只有用新加黄龙汤，着重在以人参补正；大黄逐邪；冬、地增液，使邪退而正气渐复。这个方法，叫作"邪正合治"。

第二，临床症状表现为呼吸喘息，坐卧不安，痰涎壅滞胸中，右寸脉象实大。它的病机有两个方面：①痰热壅结上焦，肺气不降。②阳明胃肠里实，腑气不通。因肺与大肠相为表里，肺气既失肃降，则大肠的传导功能自然受到影响。反过来说，腑气不通，肺气势必壅滞。治用宣白承气汤，以杏仁、石膏宣通肺气；以大黄逐肠胃之结滞。这个宣上通下的方法，叫作"脏腑合治"。

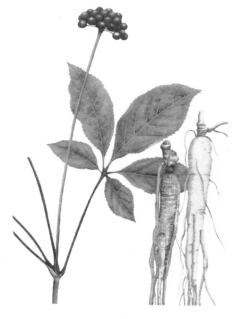

◎人参

第三，由于小肠腑气不通，左尺脉搏出现牢坚的实象，小便色赤而有刺痛感，时觉烦热口渴，这是心火移于小肠的缘故。因心与小肠为表里，心火既下移小肠，而阳明的实热仍然结滞不去，所以用导赤散去木通、竹叶之淡渗，加连、柏的苦泄小肠；大黄、芒硝的通大肠。既泄小肠之热，又通阳明之结，这叫作"二肠同治"法。

第四，由于热邪内闭心包，出现神志迷糊，讲话好像舌短似的不能清楚，口渴而引饮不止，这是阳明邪热既灼心经，又耗肾液，症情有闭厥的危险，比前第5条"先与牛黄丸，再与调胃承气汤"的治例更为紧急，所以用牛黄丸开手少阴之闭，以承气急泻阳明，而救足少阴。肾阴的消烁，这叫作"两少阴合治"法。

第五，由于阳明气热烁津，津液枯耗，以致大便闭结不通，正如船舶无水不能行驶一样。治疗方法，可先用增液汤，目的在于滋养阴液，使大便通行；如果服增液汤后，而大便仍不排泄，就应该用增液承气汤，既养阴，又荡结，这是在同一腑中的"气血合治"。

【原文】

下后虚烦不眠，心中懊憹①，甚至反复颠倒②，栀子豉汤主之；若少气者，加甘草；若呕者，加姜汁。（18）

【注释】

①懊憹：心中郁闷烦乱，欲吐不吐，烦扰不宁。②反复颠倒：指郁闷烦乱、坐卧不宁的表现。

【译解】

使用攻下法后，出现心烦不能入眠，甚至可见郁闷烦乱，坐卧不宁，用栀子豉汤治疗；如果兼气短的加甘草；如伴有呕吐的加生姜汁。

【原文】

阳明温病，干呕①口苦②而渴③，尚未可下者，黄连黄芩汤主之。不渴而舌滑者属湿温。（19）

【注释】

①干呕：语原出《金匮要略·呕吐哕下利病脉证治》。《医学入门》："干呕……呕则无所出。"或为胃寒，或因胃热，或因肝胆之热，总以气逆而致。②口苦：本属少阳证，为肝胆热蒸而致。本文泛指内热。③渴：指口渴。为气分热的主证，与邪热灼伤津液有关。但湿郁气分，津气不化，虽热而不口

渴，其兼证为舌苔滑腻，要注意鉴别。

【译解】

阳明温病，干呕口苦口渴，尚未出现可以攻下的症候，用黄连黄芩汤治疗。口不渴而舌苔滑的，属于湿温病。

【原文】

阳明温病，舌黄燥，肉色绛，不渴者，邪在血分，清营汤主之：若滑者不可与也，当于湿温中求之。（20）

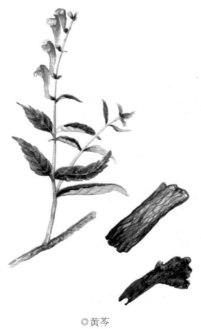

◎黄芩

【译解】

阳明温病，出现舌苔黄燥，舌质深红，这是温邪传入营分、血分。由于温邪深入气分，所以苔黄而燥；已入血分，所以舌质深红。更由于邪入血分，逼迫阴气外出，上润于口，所以口反不渴。治疗当用清营汤以清营分和血分的邪热；如果舌苔白滑、灰滑或淡黄，口也不渴的，那是湿气蒸腾的现象，清营汤不能随便用，当从湿温的方法去治疗。

【原文】

阳明斑者，化斑汤主之。（21）

【译解】

温邪发斑，这是由于阳明热毒炽盛、迫灼营血、郁而外泄于肌肤的结果。治疗应用化斑汤，目的在于清泄阳明气热、清解血分热毒。

【原文】

阳明温病，下后疹①续出者，银翘散去豆豉，加细生地大青叶元参丹皮汤主之。（22）

【注释】

①疹：与上条所述之斑相对应，均为皮肤损害，二者常相伴出现。疹的形态：点小如粟米，高出皮肤之上，抚之碍手，压之退色，消退后脱屑。

【译解】

阳明温病，使用下法后有红色的疹子陆续从肌表发出，当用银翘散去豆豉，加细生地、大青叶、元参、丹皮汤治疗。

【原文】

斑疹，用升提则衄，或厥，或咳呛，或昏痉，用壅补则瞀乱。（23）

【译解】

斑疹外发，是温邪从血络而外达于肌表的表现，治疗只宜用轻宣凉透，不能用辛温或升提的药物。如果误用柴胡、升麻等药，有升提而无凉透，会使温邪夹血上循清道而出鼻血；或者阳升太过，使阴阳发生脱离，而出现突然的昏厥；或者温邪被升提而上烁肺金，发生咳呛；甚或把热邪迫入手厥阴和足厥阴两经，而出现神昏抽搐等严重症候。至于误用滋补药，更会使邪无出路，从血分直窜于心而发生昏乱现象。这些对温热斑疹治疗上的禁忌，都应该特别注意。

【原文】

斑疹，阳明证悉具，外出不快，内壅特甚者，调胃承气汤微和之；得通则已，不可令大泄，大泄则内陷。（24）

【译解】

温热病发现斑疹，阳明证的症状也已具备，但斑疹透发不快，里实证却比较显著，这是由于里气壅滞、导致表气不开的缘故，应该用调胃承气汤缓下里实，腑气一通，斑疹也能畅透，但不要过下，大便一通即停止；如果大泻，会使正气受伤，斑疹不但不出，反而内陷，出现神昏谵语等恶候。

【原文】

阳明温毒发痘①者，如斑疹法，随其所在而攻之。（25）

【注释】

①痘：其所指病理范畴较大，烈性传染病天花是其中一种。

【译解】

温毒之邪，入阳明而发痘疮，临床上虽不多见，但也有这样例子，治疗可根据斑疹的方法来处理。痘发过多，说明温毒太重；痘发过少，为外透不彻；色泽紫黑暗滞，为毒邪深重，多险恶；红活鲜泽，为毒邪轻浅，多顺利。如症候表现偏于卫气分的，脉见浮象，宜用银翘散去豆豉加生地、元参、金汁、人中黄等以宣卫清气解毒；偏于血分的，可用化斑汤凉血解毒；小便短赤的加黄芩、黄连；脉沉里实的，可斟酌病情，适当地采用承气法。

【原文】

阳明温毒，杨梅疮①者，以上法随其所偏而调之，重加败毒兼与利湿。（26）

【注释】

①杨梅疮：夫杨梅疮者，以其形似杨梅；又名时疮，因时气乖变，邪气凑袭；又名绵花疮，自期绵绵难绝。有此三者之称，总由湿热邪火之化（《外科正宗·卷三》）。

【译解】

温毒病症，病邪传入阳明而发生杨梅疮的，可采用以上所述的外治法，根据病邪的轻重及部位不同分别施治。治疗中要注意加重败毒，并兼用利湿的药物。

【原文】

阳明温病，不甚渴，腹不满，无汗，小便不利，心中懊侬者，必发黄。黄者，栀子柏皮汤主之。（27）

【译解】

阳明温病，口渴不甚，腹部也不胀满，汗不出，小便不通畅，心里烦扰不宁，这是湿热之邪郁于中焦的现象，如不及时治疗，多发黄疸。出现了黄疸，应该用栀子柏皮汤以清利湿热。

栀子柏皮汤方：栀子五钱　生甘草二钱　黄柏五钱

水五杯，煮取二杯，分二次服。

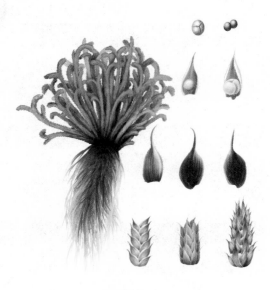

◎卷柏

【原文】

阳明温病，无汗，或但头汗出，身无汗，渴欲饮水，腹满、舌燥黄，小便不利者；必发黄，茵陈蒿汤主之。（28）

【译解】

阳明温病，汗不出，或只头部汗出而身上没有汗，口渴喜饮水，腹部胀满，舌苔燥黄，小便不畅利，这是湿热郁结在阳明而成里实、腑气不通、湿热不解的表现。在这种情况下，势必发生黄疸，治疗用茵陈蒿汤，泄里实而清利湿热。

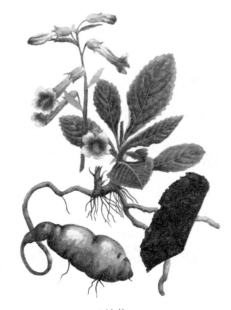

◎地黄

【原文】

阳明温病，无汗，实证未剧①，不可下。小便不利者，甘苦合化②，冬地三黄汤主之。（29）

【注释】

①实证未剧：指阳明腑实证尚未形成。②甘苦合化：甘能和缓补益滋养，苦能燥湿清热，合而滋润清热。

【译解】

阳明温病，无汗出，里实症候还不显著，不可以用攻下法治疗。小便不利的，用甘苦合化法，以冬地三黄汤治疗。

【原文】

温病小便不利者，淡渗①不可与也，忌五苓、八正辈②。（30）

【注释】

①淡渗：指淡渗利水祛湿的药物。②辈：一类或一组的意思。

【译解】

温病出现小便不利的，淡渗利尿的方药不可使用，忌用五苓散、八正散之类的方剂。

【原文】

温病燥热，欲解燥者，先滋其干，不可纯用苦寒也，服之反燥甚。（31）

【译解】

温病多有燥热的症状，这是因为热烁阴津的缘故。如果要解除燥热的症状，首先必须滋润将耗灼的津液，不可单纯使用苦寒的药物以清热，因苦寒药虽能降火泄热，但过用则容易化燥，反使燥热症状更加严重。

【原文】

阳明温病，下后热退，不可即食，食者必复。周十二时后，缓缓与食，先取清者，勿令饱，饱则必复，复必重也。（32）

【译解】

阳明温病，用下法治疗后，发热虽退，但不可立即进食。因发热虽退而余邪未尽，如果骤然进食，势必助长未尽的病邪而引起再度发热，这叫作"食复"。所以最好在热退十二个时辰（一昼夜）以后，缓缓给予饮食，并且也只能从清稀而容易消化的食物吃起，又不可吃得太饱，太饱也要引起"食复"的。如果造成食复病，由于病人正气已虚，所以病情往往要比原来的更加严重。

【原文】

阳明温病，下后脉静，身不热，舌上津回，十数日不大便，可与益胃增液辈，断不可再与承气也。下后舌苔未尽退，口微渴，面微赤，脉微数，身微热，日浅者亦与增液辈；日深舌微干者，属下焦复脉法也，勿轻与承气。轻与者，肺燥而咳，脾滑而泄，热反不除，渴反甚也，百日死。（33）

【译解】

阳明温病，用下法治疗后，脉象转为平静，发热已退，舌上的津液也回复。但因前阶段的发热和用泻下之法，阴液总有些损耗，所以出现十多日不大便的情况，这时只宜用益胃散、增液汤等方剂，以充实阴液，则大便自然通顺，断不可再用承气汤攻下。如果初次用下法治疗后，舌苔没有全退，且有轻微口渴，面部微红，脉象微数，周身微有发热，这是余邪未尽的缘故，可以分两方面进行治疗：①病程浅的，宜用增液汤之类以滋养阴液、扶正祛邪以达到病愈的目的。②病程深的，舌上津液渐见干燥，证属下焦，应用加减复脉汤治疗。在以上两种情况下，都不能认为不大便而轻率地再用承气汤。由于大病初复，阴液已耗，如果仍用承气汤攻下，势必一再损伤胃阴，导致津干肺燥而诱发咳呛；攻下的同时也损伤脾气，导致脾虚泄泻，发热和口渴加甚。迁延日久，严重的会因阴液枯竭而引起死亡。

【原文】

阳明温病，渴甚者，雪梨浆沃之。（34）

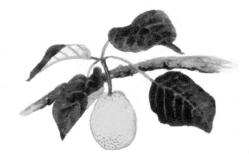

【译解】

阳明温病，口渴得很厉害，这是胃阴不足的表现，雪梨性味甘凉，有滋养胃阴的作用，所以经常饮服雪梨浆汁，能治疗阳明温病口渴较甚之证。

【原文】

阳明温病，下后微热，舌苔不退者，薄荷末拭之。（35）

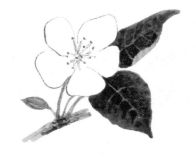

◎梨

【译解】

阳明温病用下法治疗后，尚有轻微发热，而无其他征象，仅舌上苔垢没有退去，这说明症状已很轻微，无须内服药治疗，只用冷开水蘸薄荷末在舌上轻轻抹拭，一日三至五次，即可。因薄荷性味辛凉，有解热生津作用。

【原文】

　　阳明温病，斑疹，温痘，温疮，温毒，发黄，神昏谵语者，安宫牛黄丸主之。（36）

【译解】

　　阳明温病，无论是斑疹、温痘、温疮、温毒、黄疸，凡是出现神志昏迷和语无伦次的，都可用安宫牛黄丸治疗。

【原文】

　　风温、春温（温热）、瘟疫、温毒、冬温之在中焦，阳明病居多；湿温之在中焦，太阴病居多；暑温则各半也。（37）

【译解】

　　风温、春温（温热）、瘟疫、温毒、冬温等疾病的中焦病症，以阳明胃的病变为主；湿温病的中焦病症，则以太阴脾的病变为主；暑温病的中焦病症，多为脾胃同病。

暑温　伏暑

　　暑温是夏暑季节感受暑热病邪，初起以阳明胃热症候为主的急性外感热病。其病在中焦时多为阳明气分热盛症候，或热结肠腑的症候。有时也可出现暑伤津气或津气两脱之证。其病因与临床表现都与暑湿、湿温有明显不同。伏暑是由夏暑季节感受暑热

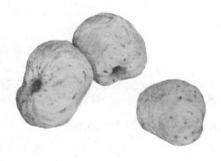

◎半夏

或暑湿病邪郁伏于秋冬季节发病的一种急性热病。由于吴鞠通根据"暑必兼湿""暑兼湿热""长夏受暑，过夏而发，名曰伏暑"的观点，所以他认为暑温和伏暑在性质上均为暑兼湿热，"按暑温伏暑，名虽异而病实同"，其发病在夏季者谓之暑温，过夏而发者谓之伏暑。

【原文】

脉洪滑，面赤身热，头晕，不恶寒，但恶热，舌上黄，滑苔，渴欲凉饮，饮不解渴，得水则呕，按之胸下痛，小便短，大便闭者，阳明暑温，水结在胸也。小陷胸汤加枳实主之。（38）

【译解】

病者出现脉洪滑，面发红，身发热，头眩晕，不怕冷，但怕热，舌苔黄滑，口渴想喝凉水，喝了以后，不但口渴不解，反而发生呕吐，在胸部下方有压痛，小便短少，大便秘结，这是中焦阳明暑温水与邪结在胸胁的症候。从上述这些症状来分析，"脉洪面赤，身热，不恶寒，但恶热"，说明病已不在上焦。"得水则呕，按之胸下痛"，说明这不是一般的阳明温病，而是中焦阳明暑温兼水结在胸之证。因为暑气兼有湿和热，热甚则口渴欲凉饮，湿郁中焦则水不下行，所以水入则上逆作呕；胃气不下降，因而便秘。

小陷胸加枳实汤方（苦辛寒法）：
黄连二钱　栝蒌三钱　枳实二钱　半夏五钱

急流水五杯，煮取二杯，分二次服。

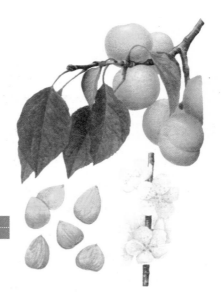

◎杏仁

【原文】

阳明暑温，脉滑数，不食，不饥，不便，浊痰凝聚，心下痞者，半夏泻心汤去人参、干姜、大枣、甘草加枳实、杏仁主之。（39）

【译解】

　　阳明暑温，症见脉象滑数，不能进食，不觉饥饿，也不大便的，这是浊痰与湿热互结于心下所成的痞证。治疗用半夏泻心汤去人参、干姜、大枣、甘草加枳实、杏仁。

【原文】

　　阳明暑温，湿气已化①，热结②独存，口燥咽干，渴欲饮水，面目俱赤，舌燥黄，脉沉实者，小承气汤各等分下之。（40）

【注释】

　　①湿气已化：暑为热邪，必夹湿邪。可能有以下3种原因：一则湿气较少，二则人的体质燥化多火，三则经过化湿治疗，湿气得以化解。②热结：中焦阳明之热统称为气分大热，但气分大热又分为白虎汤证和承气汤之便燥热结之证两种情况，气分大热之形成胃家实之证则称之为热结。

【译解】

　　阳明暑温，湿邪已逐渐化燥，只有胃肠道热结尚存，出现口中干燥、咽喉发干、口渴想喝水、颜面目睛红赤、舌苔干燥而色黄、脉沉实等症状，可用小承气汤攻下，但方中三味药的分量应相等。

【原文】

　　暑温蔓延三焦，舌滑微黄，邪在气分者，三石汤主之；邪气久留，舌绛苔少，热搏血分者，加味清宫汤主之；神识不清，热闭内窍者，先与紫雪丹，再与清宫汤。（41）

【译解】

　　暑温的邪热蔓延到上、中、下三焦的时候，可以出现不同的症状。如果舌苔滑而微黄，是邪在三焦的气分，可以用三石汤治疗。因三石汤的主要作用是清宣肺气，肺主一身之气，一身之气能够宣化，则暑热夹湿之邪也随着宣化了。如果邪热羁留在三焦的时间较长，而出现舌绛少苔，这是热聚血分的征象，应该用加味清宫汤治疗。因本方有清泄膻中热邪的作用，膻中为心的宫城，心主血脉，心火清则血分热邪也得解除。如果患者神志昏迷，这是暑邪闭塞内窍之故，应先用紫雪丹开窍清热，然后再用加味清宫汤清血分的余热。

三石汤方：飞滑石三钱　生石膏五钱　寒水石三钱　杏仁三钱　竹茹二钱　白通草二钱　金银花三钱，花露更妙　金汁一酒杯，冲水五杯，煮成二杯，分二次服。

【原文】

暑温伏暑，三焦均受①，舌灰白。胸痞闷，潮热②呕恶，烦渴自利，汗出溺短者，杏仁滑石汤主之。（42）

【注释】

①三焦均受：指邪气散漫，三焦病症均见。②潮热：证名，见《伤寒论》。指发热如潮汛而有定时，有虚、实之别。实证潮热，热退不清，每至日晡时（下午三至五时左右）热势增高，故又称日晡所发潮热，常兼见大便不通，是阳明里实热证得热型之一。虚证潮热，以阴虚和血虚者为多，常在午后或夜间发热，一般在早晨热能退清，伴见汗出乏力，脉细数等症，可见于久病及多种慢性虚弱疾患。此处指前者。

【译解】

暑温和伏暑病，病邪已经侵犯到了上、中、下三焦，出现舌苔灰白，胸脘痞塞胀闷，下午发热显著，恶心呕吐，烦躁口渴，大便溏泄，全身出汗，小便短少等症状，用杏仁滑石汤治疗。

寒　湿

所谓"寒湿"，一指寒与湿相合的病邪，即寒湿病邪，正如吴氏所说："湿与寒水之气相搏也。"二指湿浊内困中焦脾胃，损伤脾阳，或平素脾肾阳虚而又致水湿内停产生的寒湿病症。寒湿一证，一般不列属温病范畴，但是湿热与寒湿并非一成不变，它们之间可以相互转化，或由于体质因素，或由于治疗不当，致使湿遏不化，热湿就有可能转化为寒湿，故列寒湿一节，以利于临床辨治。另外，吴氏列寒湿是与热湿（湿热）做对照，以资临床相互鉴别。

【原文】

湿之入中焦，有寒湿，有热湿，有自表传来，有水谷内蕴，有内外相合。其中伤也，有伤脾阳，有伤脾阴，有伤胃阳，有伤胃阴，有两伤脾胃。伤脾胃之阳者，十常八九；伤脾胃之阴者，十居一二。彼此混淆，治不中窾，遗患无穷，临证细推，不可泛论。（43）

【译解】

湿邪侵入中焦，有寒湿，也有湿热。寒湿是湿与寒水之气相搏，水、湿本同一源，最易相合。湿热是在长夏季节，盛热熏蒸、湿气流行之时，感受湿邪，郁久生热所致。湿邪从肌表侵入的，属外湿；从体内水湿蕴蒸而来的，属内湿；也有内湿和外湿交混感受的。不论外湿或内湿，都可使脾胃的阴阳受到损害。如损伤脾阳，可产生运化不健，中脘痞满，泄泻腹痛；损伤脾阴，可产生舌苔先灰滑而后黄燥，大便燥结；损伤胃阳，可产生呕逆

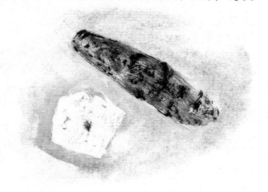

◎茯苓

不食，膈胀胸痛；损伤胃阴，则产生口渴不饥。如果脾胃两伤，则出现既有脾证，又有胃证。其中伤害脾胃阳气的，占十之八九；伤害脾胃阴气的，占十之一二。这是因为湿是阴邪，多伤人体阳气之故。至于治疗，必须审定邪在哪一经或哪一脏？并仔细分析兼寒兼热、在气分或血分，从而制定出辛凉、辛温、甘温、苦温及淡渗、苦泄等治法。如果临床辨证时，把脾湿、胃湿、寒湿、湿热混杂不清，那么治疗方法也就不对，会发生肿胀、黄疸、洞泄、衄血、便血等证。所以在临证时必须详细分析，不可草率地或笼统地论治。

【原文】

足太阴寒湿，痞结，胸满，不饥，不食，半苓汤主之。（44）

【译解】

寒湿留滞足太阴经，症见胸膈痞满，不知饥饿，不欲进食，这是湿邪郁遏脾阳，脾气不行，影响胃的纳食功能，应该用半苓汤治疗。

半苓汤方（苦辛淡渗法）：半夏五钱　茯苓块五钱　川黄连一钱　厚朴三钱　通草八钱　煎汤，煮前药

水十二杯，煮通草成八杯，再入余药煮成三杯，分三次服。

【原文】

足太阴寒湿，腹胀，小便不利，大便溏而不爽，若欲滞下者，四苓加厚朴秦皮汤主之，五苓散亦主之。（45）

【译解】

足太阴寒湿证，可出现腹胀，小便不利，大便溏薄而不爽快，好像有里急后重的感觉，这是肝热夹脾湿，脾气不运，膀胱之气不化所致，可用四苓加厚朴秦皮汤治疗。因四苓散原方有辛淡渗湿作用，并使膀胱气化下行而湿随尿出。加厚朴以消胀，秦皮以清肝。如果肝气不热，无"大便溏而不爽"的症状，则不用秦皮，或者用五苓散以通利三焦而行膀胱之气。

四苓加厚朴秦皮汤方（苦温淡法）：茅术三钱　厚朴三钱　茯苓块五

钱　猪苓四钱　秦皮二钱　泽泻四钱

水八杯，煮成八分三杯，分三次服。

五苓散（甘温淡法）：猪苓一

两　赤术一两　茯苓一两　泽泻一两

六钱　桂枝五钱

共为细末，百沸汤和服三钱，日

三服。

【原文】

足太阴寒湿，四肢乍冷，自利，目黄①，舌白滑②，甚则灰，神倦不语③，邪阻脾窍④，舌謇语重⑤，四苓加木瓜草果厚朴汤主之。（46）

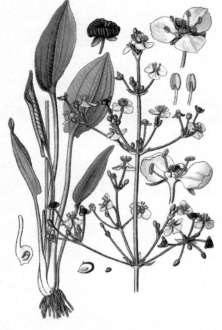

◎泽泻

【注释】

①目黄：下文作者自注"目睛黄也"。指黄疸发黄，即目之白睛黄染。②舌白滑：此指舌苔而言，寒湿盛，故舌苔白而滑。③神倦不语：下文自注"神昏"。乃湿浊太盛，心阳受到蒙蔽，故精神倦怠，不欲多言，甚则蒙闭心窍而神昏。④脾窍：下文自注"在舌"。叶氏医案"经言脾窍在舌"。《素问·金匮真言论》谓："开窍于口，藏精于脾，故病在舌本。"《灵枢·脉度》篇谓："脾气通于口，脾和则口能知五谷矣。"故脾窍为口，心窍为舌。但足太阴脾经连舌本，散舌下，以及上文之"知五谷"乃舌之功能。故脾与舌有联系。⑤舌謇语重：舌头不灵活而语言不流利，因湿浊所致，故声音重浊。

【译解】

寒湿侵犯足太阴脾，四肢有时发冷，大便稀薄而次数增多，眼白发黄，舌苔色白而滑润，甚至为灰色，精神倦怠，不想说话，病邪阻碍于脾所开窍的口，语言謇涩而重浊，用四苓加木瓜草果厚朴汤治疗。

【原文】

足太阴寒湿，舌灰滑，中焦滞痞，草果茵陈汤主之。面目俱黄，四肢常厥者，茵陈四逆汤主之。（47）

【译解】

足太阴寒湿证，出现舌苔灰滑，自觉脘腹胀满不舒服，这是属于湿遏脾阳，须防发黄，应以温通开窍的草果茵陈汤治疗。如果面色及眼白已经发黄，四肢时时厥冷的，这属于寒湿内滞，阳气不振，非上方所能胜任，应用茵陈四逆汤治疗。

草果茵陈汤方（苦辛温法）：草果一钱　茵陈三钱　茯苓皮三钱　厚朴二钱　广皮一钱五分　猪苓二钱　大腹皮二钱　泽泻一钱五分

水五杯，煮取二杯，分二次服。

【原文】

足太阴寒湿，舌白滑，甚则灰，脉迟，不食。不寐。大便窒塞①，浊阴凝聚，阳伤腹痛②，痛甚则肢逆③，椒附白通汤主之。（48）

【注释】

①大便窒塞：大便不通。②阳伤腹痛：阴湿秽浊凝聚中焦，阳气损伤，阳气为阴邪所困，不通则痛。③肢逆：四肢逆冷。

【译解】

寒湿侵犯足太阴脾，舌苔色白而滑润，甚至呈灰色，脉象迟缓，不思进食，夜难入睡，大便闭结不通，这是因为寒湿浊阴凝聚于中焦，阳气受损则腹痛，如果疼痛剧烈会出现四肢冰冷，用椒附白通汤治疗。

【原文】

阳明寒湿，舌白腐，肛坠痛，便不爽，不喜食，附子理中汤去甘草加广

皮厚朴汤主之。（49）

【译解】

阳明寒湿证，出现舌苔白腐，肛门有重坠疼痛的感觉，大便不爽快，食欲也不好，这是由于胃受寒湿所伤的缘故（所谓"九窍不和，皆属胃病"），可用附子理中汤去甘草加广皮厚朴汤治疗。

附子理中汤去甘草加厚朴广皮汤方（辛甘兼苦法）：生茅术三钱　人参一钱五分　炮干姜一钱五分　厚朴二钱　广皮一钱五分　生附子一钱五分，炮黑

水五杯，煮取八分二杯，分二次服。

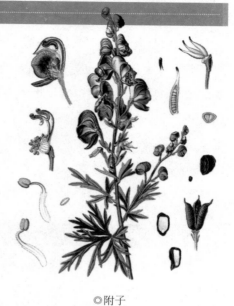

◎附子

【原文】

寒湿伤脾胃两阳，寒热，不饥，吞酸，形寒，或脘中痞闷，或酒客湿聚，苓姜术桂枝汤主之。（50）

【译解】

寒湿损伤了脾胃的阳气，就可发生寒热，不知饥饿，胃中酸水上泛，肢体时觉怕冷，或者脘部感觉满闷，或素来嗜酒而有湿邪内聚的，均可用苓姜术桂枝汤治疗。

【原文】

湿伤脾胃两阳，既吐且利，寒热身痛，或不寒热，但腹中痛，名曰霍乱。寒多①，不欲饮水者，理中汤主之。热多②，欲饮水者，五苓散主之。吐利汗出，发热恶寒，四肢拘急，手足厥逆，四逆汤主之。吐利止而身痛不休者，

宜桂枝汤小和之。（51）

【注释】

①寒多：霍乱有寒热之辨。寒霍乱又称寒气霍乱，多因阳气素虚，内伤生冷，外感寒湿所致。症见上吐下泻，吐利清水，或如米泔水，不甚秽臭，腹痛轻微，恶寒，四肢清冷，口唇及指甲青紫，脉沉紧或沉伏。②热多：热霍乱又称热气霍乱；多因饮食厚味所伤，或外感暑热，湿热、秽臭郁遏中焦所致。症见腹中绞痛，呕吐泄泻，泻下热臭，胸闷，心烦，发热，口渴，小便黄赤，舌苔黄腻，脉洪数或沉数。本条原文以欲饮水否来辨寒热，即由口渴否而别，为概括语。以上所列证候可做临床参考。

【译解】

湿邪损伤了脾胃的阳气，既呕吐又腹泻，恶寒发热，身体疼痛，或者没有恶寒发热，仅见有腹中疼痛，这种病症称为霍乱。寒象比较明显，不想喝水的，用理中汤治疗。发热比较明显，口渴想饮水的，用五苓散治疗。症见呕吐、腹泻交作，身有汗出，发热恶寒，四肢拘挛不能伸展，手足发冷的，用四逆汤治疗。如果呕吐、腹泻已停止，但身体疼痛未好转的。宜用桂枝汤调和营卫。

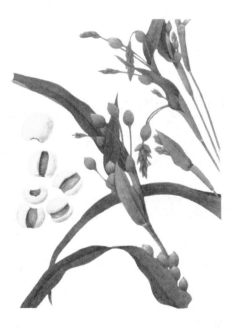

◎薏仁

【原文】

霍乱兼转筋者，五苓散加防己桂枝薏仁主之；寒甚脉紧者，再加附子。（52）

【译解】

霍乱而并见四肢筋脉拘急挛痛的，这是筋脉为寒湿搏急所致，可用五苓散加防己、桂枝、薏苡仁治疗。如果里寒严重而脉紧的，再加附子辛热温中，以发挥舒展筋脉的作用。

五苓散加防己桂枝薏仁方：即于前五苓散内加防己一两，桂枝一两半，薏苡仁二两。寒甚者加附子大者一枚。杵为细末，每服五钱，百沸汤和，日三，剧者日三夜一，得卧，则勿再令服。

【原文】

卒中寒湿，内夹秽浊，眩冒欲绝，腹中绞痛，脉沉紧而迟，甚则伏，欲吐不得吐，欲利不得利，甚则转筋，四肢欲厥，俗名"发痧"，又名"干霍乱"[①]。转筋者，俗名"转筋火"，古方书不载。蜀椒救中汤主之，九痛丸亦可服。语乱者，先服至宝丹，再与汤药。（53）

【注释】

①干霍乱：作为病名，最早出自《诸病源候论·霍乱病诸候》，又名"绞肠痧"，其病症险重；头晕，神昏，欲吐泻而反不能，腹中绞痛剧烈。

【译解】

中焦突然遭受寒湿的侵袭，且夹有秽浊邪气，常可发生严重的眩晕和昏冒，腹痛如绞，脉象沉紧而迟，甚至脉伏。病人想吐不得吐，要泻泻不出，进一步发生手足筋急拘挛，四肢逐渐发冷。这种症状，通俗叫作"发痧"，也叫"干霍乱"。有转筋现象的，俗称"转筋火"。这些名称在古代医书上没有记载。至于药物治疗，因蜀椒救中汤和九痛丸都有急驱浊阴、温中救阳的作用，因此均可采用。如出现语无伦次的，是由于邪犯心主所致，应先用至宝丹驱心包的邪，然后再服上述汤药。

湿 温（附：疟、痢、疸、痹）

湿温是由湿热病邪引起的，以脾胃为病变中心的外感热病。其初起以恶寒少汗、身热不扬、身重肢倦、胸闷脘痞、苔腻脉缓为主要症候表现。发病缓慢，病势缠绵，病程较长，稽留气分，好发于夏末秋初雨湿较盛、气候炎热的季节。

"疟"，指疟疾。"痢"，指痢疾。"疸"指黄疸。"痹"指痹证。从《内经》开始，它们已作为独立疾病而专篇论述。吴氏在《温病条辨》中也把它们列于9种温病之外，但是，由于其与湿温从发病季节、病因及病变性质、症候类型等有许多相同之处。因此，吴氏在论述湿温时兼论了疟、痢、疸、痹的辨治，提出了不少新的见解，为这些病的诊治积累了许多宝贵的治疗经验。上述4种疾病现今放在中医内科中论述，此处不赘。

【原文】

湿热上焦未清，里虚内陷①，神识如蒙，舌滑脉缓②，人参泻心汤加白芍主之。（54）

【注释】

①内陷：指湿温之邪入里。一则由表入里，即由上焦入中焦。此与逆传心包不同。②舌滑脉缓：指舌苔滑腻。脉象缓慢，皆为湿停于里之证。

【译解】

湿热病邪在上焦未能清化，若病人正气亏虚，湿热就会内陷，出现神志昏蒙、舌滑、脉缓等表现，用人参泻心汤加白芍治疗。

【原文】

湿热受自口鼻，由募原直走中道，不饥不食，机窍不灵，三香汤主之。（55）

【译解】

湿热之邪从口鼻侵入，经过膈膜而达到中焦，出现不知饥饿，不想饮食，四肢关节和九窍觉得不很灵活和灵通，这是邪从上焦刚入中焦，病机尚浅，症状也较轻，所以用三香汤治疗。化浊开郁，使湿热仍从上焦宣散。

三香汤方（微苦微辛微寒兼芳香法）：栝蒌皮三钱　桔梗三钱　黑山栀二钱　枳壳二钱　郁金二钱　香豉二钱　降香末三钱

水五杯，煮取二杯，分二次服。

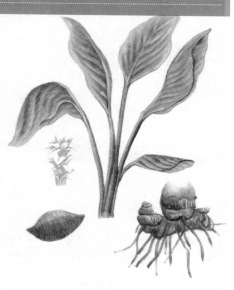

◎郁金

【原文】

吸受秽湿，三焦分布，热蒸头胀，身痛呕逆，小便不通，神识昏迷，舌白，渴不多饮。先宜芳香通神利窍——安宫牛黄丸：续用淡渗分消浊湿——茯苓皮汤。（56）

【译解】

湿秽之气从口鼻吸受以后，病邪便遍布到上、中、下三焦。由于湿热相蒸，病人便出现头胀、身痛、呕吐、小便不通、神志昏迷、舌苔白、口虽渴而不喜多喝水等症状，这是表里经络、脏腑三焦都为湿邪所困而致。这种症候，最怕内闭外脱，所以当先用安宫牛黄丸宣窍清热而护神明，但安宫牛黄丸没有利湿的作用，所以在神志清醒之后，应继续用淡渗为主的茯苓皮汤，以分消湿浊。

【原文】

阳明湿温，气壅①为哕②者，新制橘皮竹茹汤主之。（57）

【注释】

①气壅：正常气之升降出入为气化，脾胃为气机升降之枢纽，今为湿热邪气所壅遏，当升不升，当降不降，称之为气壅。②哕：两种含义：一为呃逆，如上焦篇中的宣痹汤；二为干呕。按吴氏本人的注解，本条也指呃逆而言（参见中焦篇八条注解）。

【译解】

湿温病如病邪影响到阳明胃时，可以引起胃气壅滞，气机上逆而出现呃逆，用新制橘皮竹茹汤治疗。

【原文】

三焦湿郁，升降失司①，脘连腹胀。大便不爽，一加减正气散主之。（58）

【注释】

①升降失司：湿邪郁阻、气之升降失调，这里是指脾胃的功能失调，即脾之不运不升，胃之不行不降。临床表现为脾胃症候，如胃脘腹胀、呕恶、呃逆、呕吐、大便不爽等。

【译解】

湿邪郁阻三焦，气机升降失常，出现脘腹胀满、大便不爽利等症状，用一加减正气散治疗。

【原文】

湿郁三焦，脘闷，便溏，身痛，舌白，脉象模糊，二加减正气散主之。（59）

【译解】

湿邪郁于三焦，发生脘部气闷，大便溏薄，身体疼痛，舌苔白，脉象浮沉迟数很难分清，这是湿郁三焦的同时，经络亦受到阻滞，但中焦的胃肠症状，则较上条为轻，所以用二加减正气散芳香化浊，走经络而祛湿热，使邪从小便而去。

二加减正气散（苦辛淡法）：藿香梗三钱　广皮二钱　厚朴二钱　茯苓皮三钱　木防己三钱　大豆黄卷二钱　川通草一钱五分　薏苡仁三钱

水八杯，煮三杯，三次服。

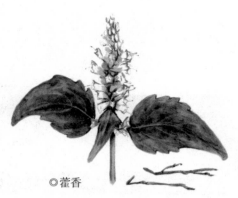

◎藿香

【原文】

秽湿着里，舌黄脘闷，气机不宣，久则酿热，三加减正气散主之。（60）

【译解】

秽湿留着在里，如出现舌苔黄腻，脘部满闷，这是湿滞气机，气机不得宣畅，时间一久，必致化热，宜三加减正气散治疗。

三加减正气散方（苦辛寒法）：藿香三钱，连梗叶　茯苓皮三钱　厚朴二钱　广皮一钱五分　杏仁三钱　滑石五钱

水五杯，煮取二杯，再服。

【原文】

秽湿着里，邪阻气分[①]，舌白滑，脉右缓[②]，四加减正气散主之。（61）

【注释】

①气分：一般指阳明气分，多影响脾胃之运化水谷的作用。脾与胃相表里，以膜相连，为胃行其津液，故又言之为脾阳。②脉右缓：右寸脉为肺，关为脾，尺为命门。其脉缓乃命门火衰，脾虚不运，肺虚不宣是也。

【译解】

秽湿之邪留于体内，阻滞中焦气分。舌苔白滑，脉右手较缓，用四加减

正气散治疗。

四加减正气散方（苦辛温法）：藿香梗三钱 厚朴二钱 茯苓三钱 广皮一钱五分 草果一钱 楂肉五钱，炒 神曲二钱

【原文】

秽湿着里，脘闷便泄，五加减正气散主之。（62）

【译解】

秽湿留着在里，易使气滞不宣，因而脘部胀闷；脾胃都已受伤，所以大便泄泻，宜用五加减正气散治疗。

五加减正气散方（苦辛温法）：藿香梗二钱 广皮一钱五分 茯苓块三钱 厚朴二钱 大腹皮一钱五分 谷芽一钱 苍术二钱

水五杯，煮取二杯，日再服。

【原文】

脉缓身痛，舌淡黄而滑，渴不多饮，或竟不渴，汗出热解，继而复热。内不能运水谷之湿，外复感时令之湿，发表攻里，两不可施，误认伤寒，必转坏证。徒清热则湿不退，徒祛湿则热愈炽，黄芩滑石汤主之。（63）

【译解】

湿温病脉缓身痛，舌苔淡黄而滑，口虽渴而饮水不多，或竟然不感觉口渴，常常在汗出之后发热渐退，但不久又复发热。这主要由于病人素有水谷之湿停聚在内，脾胃受到影响，加以又感受时令外湿，经络也同时受困。这时如果误认为伤寒病，用发表或攻里的方法，那么发汗会使没有受邪的肌表阳气受伤，而酿成痉证；攻里会使没有热结的脾胃受伤，而成为洞泄证。而且湿温病既有湿，又有热，治疗应清热与祛湿，统筹兼顾，不能偏执一法。如果单纯清热，则湿仍不退；单纯祛湿，则热更甚。唯一的方法，就是用湿热两治的黄芩滑石汤。

【原文】

阳明湿温，呕①而不渴者，小半夏加茯苓汤主之；呕甚而痞②者，半夏泻心汤去人参、干姜、大枣、甘草加枳实、生姜主之。（64）

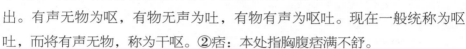

◎生姜

【注释】

①呕：证名。指饮食、痰涎从胃中上涌，自口而出。有声无物为呕，有物无声为吐，有物有声为呕吐。现在一般统称为呕吐，而将有声无物，称为干呕。②痞：本处指胸腹痞满不舒。

【译解】

湿温病，病在阳明胃，出现呕吐而口不渴等症状，用小半夏加茯苓汤治疗；呕吐严重而脘腹痞胀的，用半夏泻心汤去人参、干姜、大枣、甘草加枳实、生姜治疗。

【原文】

湿聚热蒸，蕴①于经络，寒战热炽，骨骱②烦疼，舌色灰滞，面目萎黄，病名湿痹，宣痹汤主之（65）

【注释】

①蕴：包含着、藏着的意思。②骨骱：骨指骨骼，骱为骨关节，统称骨骼关节。

【译解】

湿热之邪蕴阻熏灼于经络，出现身热炽甚而寒战，骨节剧烈疼痛，心中烦躁，舌苔灰滞，面目萎黄，这种病症名为湿痹，用宣痹汤治疗。

【原文】

湿郁经脉，身热身痛，汗多自利，胸腹白疹，内外合邪，纯辛走表，纯

苦清热，皆在所忌；辛凉淡法，薏苡竹叶散主之。（66）

【译解】

风湿郁结在经脉，所以身热身痛，汗多，下利，胸腹出白色的疹子，是外有表邪，内有湿邪。风为阳邪，湿为阴邪，单纯为辛湿解表，表邪应该随汗而散，但汗多易发生三阳之变，如单纯为苦寒清热，会使胃气愈伤，因此都应禁忌。正确的治疗，宜用辛凉淡渗的方法如薏苡竹叶散。以辛凉解肌表之热，淡渗祛胃肠之湿，使表邪从皮毛而散，里邪从小便而去。

薏苡竹叶散方（辛凉淡法，亦轻以去实法）：薏苡仁五钱　竹叶三钱　飞滑石五钱　白蔻仁一钱五分　连翘三钱　茯苓块五钱　白通草一钱五分

共为细末，每服五钱，日三服。

【原文】

风暑寒湿①，杂感混淆②，气不主宣③，咳嗽头胀，不饥舌白，肢体若废④，杏仁薏苡汤主之。（67）

【注释】

①风暑寒湿：泛指六淫之邪气。②杂感混淆：邪气有兼夹，先后又相异，交错混杂，共同作用于机体。③气不主宣：气不主宣是指气机在升发宣散方面的作用失调。引申为升降出入的整个气化受到影响。邪气不同，对人体影响也不同，但影响人体气机升降是一致的。④肢体若废：肢体活动不灵活的表现。废，废除，消失。

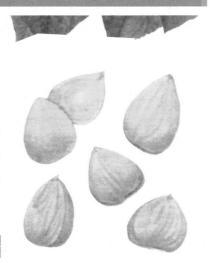

◎杏仁

【译解】

风暑寒湿4种病邪混杂侵犯人体，肺

气不能宣化肃降，出现咳嗽、头胀、不知饥饿、舌苔白、肢体活动不利等症状，用杏仁薏苡汤治疗。

【原文】

暑湿痹者，加减木防己汤主之。（68）

【译解】

因感受暑湿而成痹证的，治疗以加减木防己汤。

【原文】

湿热不解，久酿成疸，古有成法，不及备载，聊列数则，以备规矩（下疟痢等症仿此）。（69）

【译解】

湿热之邪久留不解，常可酝酿而成黄疸，其治法，古书已有许多记载，可以参考，这里略举几条，以做治疗法则。

【原文】

夏秋疸病，湿热气蒸，外干时令①，内蕴水谷②，必以宣通气分③为要，失治则为肿胀。由黄疸而肿胀者，苦辛淡法，二金汤主之。（70）

【注释】

①外干时令：指夏秋之时，在湿热为盛的气候条件下，湿热之邪侵袭人体。②内蕴水谷：内因脾胃失调，不能正常运化水谷，而生水湿痰饮。③宣通气分：宣通气机，使人体气化升降归于正常，清得升，浊得降，湿浊得化。

【译解】

夏秋季节发生的黄疸病，多为湿热之邪蕴蒸所引起的，一方面是感受了时令的湿热，另一方面是体内的水谷不能运化而酿生湿热。故治疗必须以宣通气分为重点，若治疗不当就可能变成肿胀病症。由黄疸而转变成的肿胀病症，应治以苦辛淡法，用二金汤。

【原文】

诸黄疸小便短者，茵陈五苓散主之。（71）

【译解】

各种黄疸出现小便短少症状的，用茵陈五苓散治疗。

【原文】

黄疸脉沉，中痞恶心，便结溺赤，病属三焦里症，杏仁石膏汤主之。（72）

【译解】

黄疸病脉沉，是邪在里；胸腹满闷，恶心欲呕，是湿邪结于上中二焦；大便闭结，小便黄赤，是热邪结于中下二焦。总之，是湿热充斥三焦的里证，宜统宣三焦的杏仁石膏汤来治疗。

杏仁石膏汤方（苦辛寒法）：杏仁五钱　石膏八钱　半夏五钱　山栀三钱　黄柏三钱　枳实汁每次二茶匙，冲姜汁每次三茶匙

冲水八杯，煮取三杯，分三次温服。

【原文】

素积劳倦，再感湿温，误用发表，身面俱黄，不饥，溺赤，连翘赤豆饮煎送保和丸。（73）

【译解】

长期过度的劳累，会使人体的阳气受伤而发生四肢倦怠，如果再感受湿温之邪，又误用了发表药，汗出阳气愈虚，脾阳也相应地受伤，致健运失职，水谷之湿也不能运化；同时更与外来湿热相结，湿郁热蒸，酿成身体面目都发黄色，不知饥饿，小便黄赤。这时应该用连翘赤豆饮以解外湿，再用保和

丸运脾阳以消内湿。内外湿去，诸症自除。

连翘赤豆饮方（苦辛微寒法）：连翘二钱　山栀一钱　通草一钱　赤豆二钱　花粉一钱　香豆豉一钱　煎送保和丸三钱。

保和丸方（苦辛温平法）：山楂　神曲　茯苓　陈皮　萝卜子　连翘　半夏

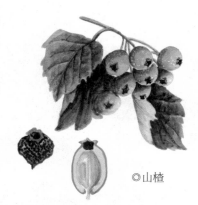

◎山楂

【原文】

湿甚为热，疟①邪痞结②心下，舌白口渴，烦躁自利，初身痛，继则心下亦痛，泻心汤主之。（74）

【注释】

①疟：病名。是指间歇性寒战，高热、出汗（往采寒热，发作有时）为特征的一种疾病。一般分为寒疟和温疟两大类。寒疟乃风寒之阴邪诱发，治疗按《伤寒论》的分类法辨证论治；温疟乃由温热暑湿之阳邪而发，治疗按温病范畴的辨证论治的方法治疗。另外有按发作日期分为间日疟、三日疟、久疟、疟母等。②痞结：揭示此结有心下痞满之证；或者指郁闭而结之意。

【译解】

湿邪郁久化热，发为疟疾，病邪结于心下而致痞满、舌苔白、口渴、烦躁、大便泄泻等。初起身体疼痛，接着心下也疼痛，用泻心汤治疗。

【原文】

疮家①湿疟②，忌用发散，苍术白虎汤加草果主之。（75）

【注释】

①疮家：身体患有痈、疽、疔疮、疖肿、流注、流痰、瘰疬等病的患者。②湿疟：

指外受雨露，内停水湿引起疟疾。然《症因脉治》谓："湿疟即暑疟。"症见身体重痛、肢节烦疼、呕逆胀满、胸脯不舒、脉浮紧、浮缓或弦洪数等。治宜燥湿散邪为主。根据吴氏用苍术白虎汤加草果方，可能指的是后者。

【译解】

素有疮疡的病人，再患湿邪偏盛的疟疾，不可用发散的方法治疗，用苍术白虎汤加草果治疗。

【原文】

背寒，胸中痞结，疟来日晏，邪渐入阴，草果知母汤主之。（76）

【译解】

疟疾，背部发冷，胸中胀满，发作时间变迟，这是疟邪逐渐向阴分深入的缘故。其人必平日劳顿过度，无病时身体已衰弱，因此受了病邪便不容易解除。治疗方法，应该用草果知母汤。

草果知母汤方（苦辛寒兼酸法）：草果一钱五分　知母二钱　半夏三钱　厚朴二钱　花粉一钱五分　乌梅一钱五分　姜汁五匙，冲水五杯，煮取二杯，分二次温服。

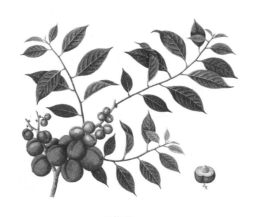

◎梅实

【原文】

疟伤胃阳，气逆不降；热劫胃液，不饥不饱，不食不便，渴不欲饮，味变酸浊，加减人参泻心汤主之。（77）

【译解】

疟邪损伤了胃阳，以致阳气上逆不降，发生呕吐、呃逆等症，同时热邪又劫烁了胃液，使胃阴也伤，因而产生不知饥饿，不想进食，也不大便，虽然口里感觉渴，不但不喝水，且口中还有吞酸现象。这是胃伤木乘，应用寒热互用的加减人参泻心汤，救胃阳、存胃阴，兼清邪热。

加减人参泻心汤（苦辛温复咸寒法）：人参二钱　黄连一钱五分　枳实一钱　干姜一钱五分　生姜二钱　牡蛎二钱

水五杯，煮取二杯，分二次温服。

【原文】

疟伤胃阴，不饥不饱，不便，潮热，得食则烦热愈加，津液不复者，麦冬麻仁汤主之。（78）

【译解】

疟邪伤了胃阴，出现不饥、不饱、不便等症，和上条相同，但是又有日晡发热，进食则烦热更加厉害，可知这是单纯胃阴受伤的现象，和上条阴阳两伤有所不同。要恢复胃阴，必须采取甘寒药，所以用麦冬麻仁汤甘寒养阴。其中加入了一些酸味药，是取其酸甘化阴之义。

麦冬麻仁汤方（酸甘化阴法）：麦门冬五钱，连心　火麻仁四钱　生白芍四钱　何首乌三钱　乌梅肉二钱　知母二钱

水八杯，煮取三杯，分三次温服。

【原文】

太阴脾疟①，寒起四末②，不渴多呕③，热聚心胸，黄连白芍汤主之；烦躁甚者，可另服牛黄丸一丸。（79）

【注释】

①太阴脾疟：疟疾辨证，依据《伤寒论》六经辨证，分为太阳疟（寒疟）、阳明疟（热疟）、少阳疟（风疟）三阳疟，为三阳气分受邪。若疟邪入里，可表现为太阴疟、厥阴疟、少阴疟三阴疟。太阴疟除寒热交作、发作有时外，常有腹满、自利、善呕、呕后发作乃衰。本条太阴疟偏于热甚；80条偏于虚寒；

81条偏邪气更甚。②寒起四末：即四末清凉而冷，是为阳虚之象，阳虚分肾阳和脾阳不足。若兼见中满纳呆者为脾阳虚；若兼见腰膝酸软、胫前酸冷者为肾阳虚。本条属于前者。③呕：指呕吐，其呕吐物为酸腐者，乃为热为宿食；呕吐清稀痰涎者，乃为寒为饮。

【译解】

疟疾出现足太阴脾的表现，称为"太阴脾疟"。发作时，寒冷的感觉从四肢的末端开始，口不渴，呕吐明显，这是由于热邪聚集于心胸部，用黄连白芍汤治疗。烦躁明显的，可另外加服牛黄丸一粒。

【原文】

太阴脾疟，脉濡寒热，疟来日迟，腹微满，四肢不暖，露姜饮主之。（80）

【译解】

足太阴脾经的疟疾，症见脉象软细，发冷发热。由于脾土虚寒，故发作时间逐渐推迟。病人感觉腹部略有胀满，手足部也不温暖，这需要甘温补正的露姜饮来治疗。

露姜饮方（甘温复甘凉法）：人参一钱　生姜一钱

水两杯，煮成一杯，露一宿，重汤温服。

【原文】

太阴脾疟，脉弦而缓，寒战，甚则呕吐噫气，腹鸣溏泄。苦辛寒法，不中与也；苦辛温法，加味露姜饮主之。（81）

【译解】

足太阴脾经的疟疾，脉象弦缓，怕冷发抖，比较重的可伴有呕吐噫气，腹中肠鸣，大便或溏薄或泄泻。这不仅是脾土虚寒，同时邪气也盛；且脉有弦象，是中土已受肝气的影响，苦辛寒的方法已不适用，须以苦辛温法的加味露姜饮，温补太阴，且泄木邪。

加味露姜饮方（苦辛温法）：人参一钱　半夏二钱　草果一钱　生姜二钱　广皮一钱　青皮一钱，醋炒

水二杯半，煮成一杯，滴荷叶露三匙，温服，渣再煮一杯服。

【原文】

中焦疟，寒热久不止，气虚留邪，补中益气汤主之。（82）

【译解】

中焦疟疾，寒热日久不止，这是气虚不能驱邪外出，致疟邪依然内留。应用补中益气汤升阳益气以扶正祛邪。

补中益气汤方：炙黄芪一钱五分　人参一钱　炙甘草一钱　白术一钱，炒广皮五分　当归五分　升麻三分　炙柴胡三分　炙生姜三片　大枣二枚，去核

水五杯，煮取二杯，渣再煮一杯，分温三服。

【原文】

脉左弦，暮热早凉。汗解渴饮，少阳疟①偏于热重者②，青蒿鳖甲汤主之。（83）

【注释】

①少阳疟：《伤寒论》六经辨证中的三阳疟之一。一般寒热往来，兼恶寒身痛者为太阳疟；寒热往来，热多寒少，口渴引饮者为阳明疟；寒热往来，寒热相等，胸胁苦满，口苦咽干，心烦喜呕者为少阳疟。②偏于热重者：少阳疟本为寒热相等，今偏于热重，因少阳疟本身是由感受暑湿病邪引起，故偏热重。

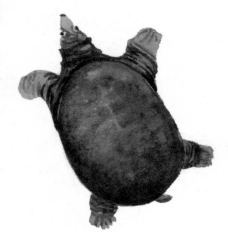

◎鳖

【译解】

左手脉弦，傍晚起发热到第二天清晨热退，热退时出汗，口渴欲饮水，这是少阳疟疾偏于热重的病症，可用青蒿鳖甲汤治疗。

【原文】

少阳疟如伤寒证①者，小柴胡汤主之，渴甚者去半夏，加栝蒌根。脉弦迟②者，小柴胡加干姜陈皮汤主之。（84）

【注释】

①如伤寒证：此指《伤寒论》中的少阳证。如"口苦、咽干、目眩、往来寒热、胸胁苦满、心烦善呕、默默不欲饮食"等。②脉弦迟：弦脉主肝胆，迟者主虚主寒，说明寒邪更盛。

【译解】

少阳疟疾表现与伤寒少阳证一样的，用小柴胡汤治疗。若口渴明显，去半夏加入栝蒌根。若脉象弦而迟的，用小柴胡加干姜陈皮汤治疗。

【原文】

舌白脘闷，寒起四末，渴喜热饮，湿蕴之故，名曰湿疟。厚朴草果汤主之。（85）

【译解】

病人舌苔白，胸脘感觉气闷，是内湿不化。疟发作先从四肢寒冷开始，这是湿郁脾阳所致。湿为阴邪，弥漫于中焦，喜热以开之，故口渴喜欢喝热水。这种疟疾，完全由于湿邪郁结；因此叫作"湿疟"。治宜苦辛通降的厚朴草果汤以温开为主。

厚朴草果汤方（苦辛温法）：厚朴一钱五分　杏仁一钱五分　草果一钱　半夏二钱　茯苓块三钱　广皮一钱

水五杯，煮取二杯，分二次温服。

【原文】

湿温内蕴，夹杂饮食停滞，气不得运，血不得行，遂成滞下，俗名痢疾，古称重证，以其深入脏腑也。初起腹痛胀者易治，日久不痛并不胀者难治；脉小弱者易治，脉实大数者难治；老年久衰，实大、小弱并难治，脉调和者易治；日数十行者易治，一二行或有或无者难治；面色、便色鲜明者易治，秽黯者难治；噤口痢属实者尚可治，属虚者难治；先滞（俗所谓痢疾）后利（俗谓之泄泻）者易治，先利后滞者难治；先滞后疟者易治，先疟后滞者难治；本年新受者易治，上年伏暑、酒客积热、老年阳虚积湿者难治；季胁、少腹无动气疝瘕者易治，有者难治。（86）

【译解】

湿热之邪郁结在体内，同时又夹杂饮食停滞，脾胃运化功能减退，气血流行受阻，因此造成"滞下"病，一般叫作"痢疾"。这个病，从古以来都认为重证，因为它是病邪深入脏腑的缘故。本病初起而腹部胀痛的，是正气尚能与邪气抗争，治疗较易；时间长了，不痛不胀的，是正气衰弱，不能与邪抗争，治疗较难。脉小弱的，是病邪轻，易治；脉实大而数的，是病邪重，难治。老人或久病体衰者，不论脉象实大或小弱，都是正不胜邪的表现，比较难治；如果脉象调和的，是气血尚协调，比较易治。大便次数每日多至几十次的，为病邪与正气均盛，易治；相反的，大便只一两次，或者欲解而解不出粪便，这是正气衰惫，难治。面色和便色鲜明的，为邪入较浅，易治；黯晦不鲜明的，是邪入已深，难治。噤口痢属于实证的，是正能御邪，还可以治疗；属于虚性的，是正不能御邪，难治。先痢疾而后转为泄泻的，是由重转轻，易治；先泄泻而后变为痢疾的，是由轻变重，难治。由痢疾变为疟疾，是邪从里出表，易治；由疟疾转变为痢疾的，是邪从表入里，难治。当年新受病邪而发的，正气尚强，邪气尚浅，易治；上年伏暑，或酒客素来湿热较盛，或老年阳虚湿邪内结的，是正气衰而邪气深，难治。肋骨下的和胁部或脐旁的少腹部不发生筑筑跳动，也没有疝气、痞块的，是没有并发病，易治；有并发病的，难治。这些关于痢疾治疗的难易，总的说，邪气向外的易治，深入脏腑经络的难治；正盛邪轻的易治，正衰邪重的难治。

【原文】

自利不爽，欲作滞下①，腹中拘急②，小便短者，四苓合芩芍汤主之。（87）

【注释】

①自利不爽，欲作滞下：如自注原文，自利即泄泻。但其泻不畅通，好似要形成滞下不通的样子。②拘急：一般形容四肢抽搐状，今用于"腹中"，即腹部感到一阵阵紧缩不舒，但又非腹痛的症候。

【译解】

病人泄泻但排便不爽，这是将成为痢疾的表现。如果伴有腹部拘急不适、小便短少的，用四苓合芩芍汤治疗。

【原文】

暑湿风寒杂感①，寒热迭作②，表证正盛，里证复急③，腹不和④而滞下者，活人败毒散主之。（88）

【注释】

①杂感：痢疾多发于夏秋之季，故以暑湿为主，但人处炎热之中，喜贪凉露宿，故又易感受风寒，如此称之为"暑湿风寒杂感"。②迭作：交替发作。③里证复急：里证也比较急重，与前句合在一起说明表里同时受邪而病。④腹不和：腹部胀满疼痛症候。

【译解】

暑湿风寒之邪交杂侵入人体，恶寒发热交作，表证明显，里证也较重，腹部不舒服，大便里急后重，用活人败毒散治疗。

【原文】

滞下已成，腹胀痛，加减芩芍汤主之。（89）

【译解】

已经发展到下黏液脓血的痢疾，腹部胀痛，可用加减芩芍汤疏利肠间湿热。

加减芩芍汤方（苦辛寒法）：白芍三钱　黄芩二钱　黄连一钱五分　厚朴二钱　木香一钱，煨　广皮二钱

水八杯，煮取三杯，分三次温服。忌油腻生冷。

加减法：肛坠者，加槟榔二钱。腹痛甚欲便，便后痛减，再痛再便者，白滞加附子一钱

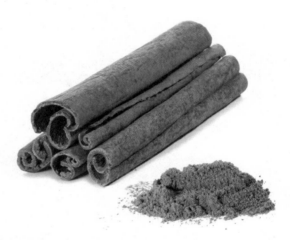

◎肉桂

五分，酒炒大黄三钱；红滞加肉桂一钱五分，酒炒大黄三钱。通爽后即止，不可频下，如积未净，当减其制。红积加归尾一钱五分，红花一钱，桃仁二钱。舌浊脉实有食积者，加楂肉一钱五分，神曲二钱，枳壳一钱五分。湿重者，目黄舌白不渴，加茵陈三钱，白通草一钱，滑石二钱。

【原文】

滞下湿热内蕴，中焦痞结，神识昏乱，泻心汤主之。（90）

【译解】

痢疾由于湿热郁结于内，阻滞中焦，气机失畅，酿成了脘腹部胀满、神志昏乱等证，应用泻心汤治疗。本方是针对胸腹胀满的病因治疗，病因除，痢疾自止。

【原文】

滞下红白，舌色灰黄①，渴不多饮②，小溲不利，滑石藿香汤主之。（91）

【注释】

①舌色灰黄：指舌苔色灰黄，灰主湿，黄主热。②渴不多饮：湿热在内，热则口渴，湿闭阻气分，故又不多饮。

【译解】

痢疾出现大便有红白黏液、舌苔灰黄、口渴而喝水不多、小便不利等症状，可用滑石藿香汤治疗。

【原文】

湿温下利，脱肛，五苓散加寒水石主之。（92）

【译解】

由于湿热下注，便泻次数过多而成脱肛的，可用五苓散加寒水石清湿热而利小便。湿去则泄泻自除，脱肛也痊愈了。

五苓散加寒水石方（辛温淡复寒法）：即于五苓散内加寒水石三钱，如服五苓散法。久痢不再用之。

【原文】

久痢阳明不阖，人参石脂汤主之。（93）

【译解】

痢疾时间久了，胃肠虚寒而失于关闭的，用人参石脂汤来治疗。

人参石脂汤方（辛甘温合涩法）：人参三钱　赤石脂三钱　细末炮姜二钱　白粳米一合，炒（本方即桃花汤之变法）

水五杯，先煮人参、白米、炮姜令浓，得二杯，后调石脂细末和匀，分二次服。

【原文】

自利腹满，小便清长，脉濡而小，病在太阴。法当温脏，勿事通腑，加减附子理中汤主之。（94）

【译解】

泄泻证有腹部胀满，小便清长，脉浮软而细小的，这是寒湿困于足太阴脾经，不是热证。治法当用温热药温运脾脏，不可用苦寒药以通胃腑，宜用加减附子理中汤。

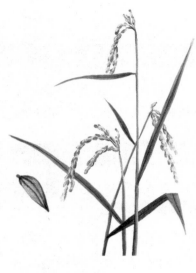

◎稻米

加减附子理中汤方（苦辛温法）：白术三钱　附子二钱　干姜二钱　茯苓三钱　厚朴二钱

水五杯，煮取二杯，分二次温服。

【原文】

自利不渴者属太阴①，甚则哕（俗名呃忒）。冲气逆②，急救土败③，附子粳米汤主之。（95）

【注释】

①自利不渴者属太阴：语出《伤寒论》："以其脏有寒故也，当温之，宜服四逆辈。"不渴者为无内热之证。②冲气逆：冲一脉之气上逆，这里泛指气机上逆。③土败：脾阳衰败。

【译解】

大便泄泻而口不渴的，属足太阴脾的病症。病情严重的可出现哕（俗称呃忒），气冲上逆，这是脾土衰败的表现，应当急予救治，可用附子粳米汤治疗。

【原文】

疟邪热气①，内陷②变痢，久延时日，脾胃气衰，面浮腹膨，里急肛坠，中虚伏邪③，加减小柴胡汤主之。（96）

【注释】

①疟邪热气：疟疾的湿热邪气。②内陷：疟疾邪气常居经络，痢疾湿热位在大肠脾胃。经络之湿毒湿邪进入脏腑而转变成痢疾，是由外入内，由浅入深，故称之为内陷。③中虚伏邪：主要是用来概括本条病机，正因为脾胃中焦正气虚弱，所以邪气才内陷入里，此邪气潜伏于内，从而形成以上症候，并且缠绵不愈。

【译解】

疟疾病，邪热内陷而形成痢疾，病情久延不愈，导致脾胃虚弱，出现面部水肿、腹部膨胀、里急后重、肛门下坠等症状，为中气已虚而病邪内伏，可用加减小柴胡汤治疗。

【原文】

春温内陷，下痢，最易厥脱，加减黄连阿胶汤主之。（97）

【译解】

春温病，热邪从内陷入下焦，成为痢疾。热邪最易伤阴，阴液下竭，则厥气上逆，从而引起昏厥虚脱。治疗以救阴为主，用加减黄连阿胶汤。

加减黄连阿胶汤（甘寒苦寒合化阴气法）：黄连三钱　阿胶三钱　黄芩二钱　炒生地四钱　生白芍五钱　炙甘草一钱五分

水八杯，煮取三杯，分三次温服。

【原文】

气虚下陷，门户不藏，加减补中益气汤主之。（98）

【译解】

气虚不能固摄而下陷，下焦门户失于闭藏，以致便泻或滞下不止，并见舌苔淡白、脉象濡弱、小便清白、肛门不收等症，这是邪少虚多现象，宜升补为主，用加减补中益气汤治疗。

加减补中益气汤（甘温法）：人参二钱　黄芪二钱　广皮一钱　炙甘草一钱　归身二钱　炒白芍三钱　防风五分　升麻三分

水八杯，煮取三杯，分三次温服。

【原文】

内虚下陷，热利下重，腹痛，脉左小右大，加味白头翁汤主之。（99）

【译解】

病人中气不足，湿热易于陷入下焦，成为热性下利。热迫肛门，故里急后重；湿热内滞，所以腹痛；邪从上中焦而来，故脉象右手较大；下焦邪结不散，故脉象左手较小。脉证合参，应用加味白头翁汤治疗。

加味白头翁汤（苦寒法）：白头翁三钱　秦皮二钱　黄连二钱　黄柏二钱　黄芩三钱　白芍二钱

水八杯，煮取三杯，分三次服。

 # 秋　燥

秋燥是秋季感受燥热病邪，初起以邪袭肺卫并具有津气干燥特征的急性外感热病。该病一般传变较少，病程较短，易于痊愈，传入下焦肝肾者极少。

主要发病于秋季，尤其是秋分后小雪前多见。

秋燥病之在中焦，主要以燥热亢盛，伤耗津液为主，尤其是伤耗胃阴为多。治疗重点在于滋养胃阴，以甘寒生津药为主，如五汁饮、沙参麦门冬汤、牛乳饮、益胃汤、玉竹麦门冬汤等方剂；若热象偏重，治以清热为主，养阴生津为辅，如加减玉女煎等清热凉血、养阴生津之方可用。

【原文】

燥伤胃阴，五汁饮主之，玉竹麦门冬汤亦主之。（100）

【译解】

燥邪损伤胃阴，可用五汁饮治疗，也可用玉竹麦门冬汤治疗。

【原文】

胃液干燥①，外感已净者，牛乳饮主之。（101）

【注释】

①胃液干燥：燥热病邪侵犯人体，最易损伤人体津液，在后期造成肺胃津液不足。

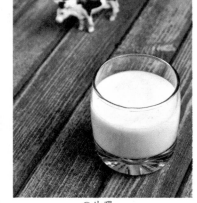

【译解】

秋燥病胃中津液干燥，外邪已解的，可用牛乳饮治疗。

【原文】

燥证气血两燔者，玉女煎主之。（102）

◎牛乳

【译解】

秋燥证出现高热汗多、烦渴、舌绛而干的气血两燔现象，可用清气凉血的玉女煎来治疗。

卷三·下焦篇

XIAJIAOPIAN

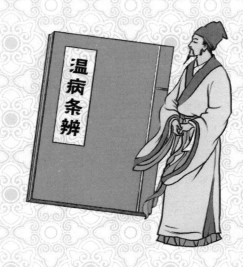

【题解】

本篇主要讨论温病后期，邪传下焦肝肾的病变，所以称为下焦篇。不过本篇在重点论述下焦肝肾病变的同时，也论述了下焦小腹部位有关脏器的病变，如肠、胞宫、膀胱病变，这些病症虽然病位不在肝肾，但大多亦属温病后期病变，病位偏下，故一并讨论。从所列病症性质来看，多为阴虚内热之证，也有部分阴阳俱虚或阳虚湿阻证。

温病始上焦，历中焦，深入下焦之时，虚多邪少，以虚为主。足少阴肾的病变，主要由于热邪久留，肾阴耗伤所致。临床是以低热、面潮红、手足心热甚于手足背、口燥咽干、神倦脉虚为主症，治疗以加减复脉汤滋养肾阴为主。亦可据证选用救逆汤，一、二、三甲复脉汤等。若肾阴亏损但邪火仍盛的，则宜黄连阿胶汤滋阴泻火；若余邪留伏阴分而不能外解者，则宜青蒿鳖甲汤滋阴透邪。足厥阴肝的病变，多受累于肾阴耗损太甚，导致肝阴亦虚，不能濡养筋脉，出现虚风内动的病症。临床主要以手足蠕动甚或瘛疭、心中憺憺大动、精神倦怠、舌绛少苔、脉象虚弱为主症，治疗可选三甲复脉、大定风珠等；如兼自汗，心无所主，用救逆汤。下焦少阴温病若以咽痛为主，甚或溃烂生疮的，可选猪肤汤、桔梗汤、苦酒汤方治疗。暑温、伏暑，暑邪传入下焦少阴，导致阴虚火炽的，治宜连梅汤滋阴泻火；暑入厥阴，导致正虚火炽，上下格拒的，治宜椒梅汤泻热扶正；若暑邪在下焦久留，气阴两虚的，则宜三才汤养阴益气。湿温、湿热郁结下焦，肠腑闭塞不通之证，治疗用宣清导浊汤化湿导浊、通利气机。秋燥，邪传下焦，久留不解，也可损伤下焦肝肾阴液，治疗可选三甲复脉、大定风珠、专翕大生膏等。

由于下焦病变，从传变和病程讲，多属温病后期，所以下焦篇还提出了温病病后调理的内容，除认为温病病后调理以养阴生津为主，可选牛乳饮、五汁饮、益胃汤、专翕大生膏等外，还提出不能拘泥养阴生津，要具体情况具体对待的其他调治方法。如愈后失眠证，选用半夏汤；愈后不能进食证，用半夏桂枝汤；愈后阳虚汗出证，选用桂枝汤；愈后面黄不食证，用小建中汤治疗等。

另外关于邪热侵犯下焦小腹部位有关脏器的病变，如下焦蓄血、热入血室的症候，治宜凉血散血、通瘀破结等，根据病情可选犀角地黄汤、桃仁承气汤、抵当汤、护阳和阴汤、竹叶玉女煎等。

本篇最后，还论述了与下焦温病有关的一些杂证，如痰饮、寒湿、疟疾、痢疾等内容。尤其对久痢的论述全是经验之谈，例如吴氏认为，久痢培本为要，但扶正亦不忘驱邪，"可下则下，可清则清，可补则补"不能一味补虚，且对症审药，精选巧配，绝不呆板，甚益临床。

 风温　温热　瘟疫　温毒　冬温

【原文】

风温、温热、瘟疫、温毒、冬温，邪在阳明久羁①，或已下，或未下，身热面赤，口干舌燥，甚则齿黑唇裂，脉沉实者，仍可下之；脉虚大，手足心热甚于手足背者，加减复脉汤主之。（1）

【注释】

①羁（音机）：有留滞、停留之意。

【译解】

风温、温热、瘟疫、温毒、冬温，邪热在阳明长久滞留，无论是已经使用了下法，或尚未使用下法，症见身热面赤，口干渴，舌焦燥，更有甚者牙齿焦黑，口唇干裂，脉象沉实有力者，仍然可以用下法治疗；若脉象虚大无力，手足心热度高于手足背者，可选加减复脉汤治疗。

【原文】

温病误表，津液被劫，心中震震，舌强神昏，宜复脉法，复其津液，舌

上津回则生。汗自出，中无所主者，救逆汤主之。（2）

【译解】

温病误用辛温表散发汗，或不应该发汗而误用汗法，汗出过多，势必导致心的阴液与心气均受损伤，而出现神志不清症状。如果患者同时伴有心中震震动荡不安的自觉症，这是心气损耗偏重的缘故；若既有神昏，又见舌强转动不灵活的征象时，则是心阴偏耗较多的结果。不论心气或心阴的损伤程度偏重于哪一方面，都可以考虑用复脉汤的方法来治疗，问题在于如何加减应用。经过治疗以后，津液回复，舌上出现滋润状态者，预后佳良；如果反而出现自汗不止，心中不仅动荡不安，且有不能自行控制的情况时，说明阴液已经耗损过度，阳气将有离脱的危险，如用复脉汤治疗，是不能够胜当重任的，应该用益阴镇慑的救逆汤。倘若脉象出现虚大欲散，则是阳气外脱的预兆，必须加人参以挽欲脱之阳。

救逆汤方（镇慑法）：即于前加减复脉汤内，去麻仁，加生龙骨四钱，生牡蛎八钱，煎如复脉法。脉虚大欲散者，加人参二钱。

【原文】

温病耳聋，病系少阴，与柴胡汤者必死。六七日以后，宜复脉辈复其精。（3）

【译解】

温病出现耳聋，病属少阴肾精亏损，若误用小柴胡汤治疗，必致病情恶化。温病发病六七日以后，宜用加减复脉汤之类的方剂治疗，以恢复其阴精。

【原文】

劳倦内伤，复感温病，六七日以外不解者，宜复脉法。（4）

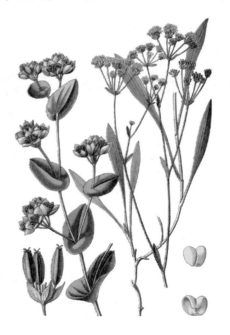

◎柴胡

【译解】

劳累过度精气内伤，如果再感受温邪发为温病，病后六七日病情仍不能缓解的病人，宜用加减复脉汤法治疗。

【原文】

温病已汗而不得汗，已下而热不退，六七日以外，脉尚躁盛者，重与复脉汤。（5）

【译解】

温病已经用了发汗法而没有出汗，已经用了攻下法而身热仍不退，发病六七天以上，脉象仍然躁急有力者，应给予重剂加减复脉汤治疗。

【原文】

温病误用升散，脉结代，甚者脉两至者，重与复脉。虽有他症，后治之。（6）

【译解】

温病误用辛温升散的方药，心气阴液均受严重耗损，以致气血不能接续，而出现缓而中止的结脉与动而中止的代脉，甚至一息脉仅二至。应该用复脉汤加重分量治里为急，即使有其他症状存在，也应在心气阴液恢复以后，再行治疗。

【原文】

汗下后，口燥咽干、神倦欲眠、舌赤苔老，与复脉汤。（7）

【译解】

温病施用发汗或攻下法以后，出现口燥咽干、精神困倦、昏昏欲眠、舌质红赤、苔色坚老等症时，这是少阴精液损耗不能上承的缘故，与加减复脉汤甘润存津。

【原文】

热邪深入，或在少阴，或在厥阴，均宜复脉。（8）

【译解】

热邪深入下焦，无论在少阴或在厥阴，均会导致阴液损伤，都可用加减复脉汤治疗。

【原文】

下后大便溏甚，周十二时三四行，脉仍数者，未可与复脉汤，一甲煎主之；服一二日，大便不溏者，可与一甲复脉汤。（9）

【译解】

温病使用攻下法后，大便泄泻较重，一昼夜三四次，但脉象仍数的，不能用加减复脉汤，须用一甲煎治疗。服药一二天后大便不再稀溏的，可用一甲复脉汤治疗。

【原文】

下焦温病，但大便溏者，即与一甲复脉汤。（10）

【译解】

下焦温病，但见大便稀溏的，立即用一甲复脉汤治疗。

【原文】

少阴温病，真阴欲竭，壮火复炽，心中烦，不得卧者，黄连阿胶汤为主。（11）

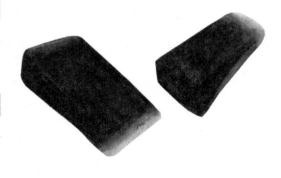

◎阿胶

【译解】

少阴温病，肾阴受损，真阴欲竭，阴虚则邪火更盛，心受干扰，则出现心中烦、不得卧等症，治用黄连阿胶汤为主。

【原文】

夜热早凉，热退无汗，热自阴来者，青蒿鳖甲汤主之。（12）

【译解】

夜间发热，次日早晨不汗出而退凉，这是热从厥阴而来表现。用青蒿鳖甲汤入厥阴而引邪从少阳外出。

【原文】

热邪深入下焦，脉沉数，舌干齿黑。手指但觉蠕动，急防痉厥①，二甲复脉汤主之。（13）

【注释】

①痉厥：痉是指肢体拘挛或手足抽搐的痉证，又称动风、痉挛或抽筋；厥有神志不清的昏厥和四肢清冷不温的含义，但由于临床上痉、厥常常并见，故痉厥并称。此处指痉，即动风。

【译解】

热邪深入下焦，脉象沉数，舌面干燥，牙齿焦黑，手指微微抽动，急需防止痉厥的发生，用二甲复脉汤治疗。

【原文】

下焦温病，热深厥甚，脉细促，心中憺憺大动①，甚则心中痛者，三甲复脉汤主之。（14）

【注释】

①心中憺憺大动：形容心跳很快，心跳撞击胸壁，有心虚震动之感。憺（音淡），震动之意。

【译解】

温病邪传下焦，热邪越盛则四肢抽搐厥冷的程度也越重，脉象细而快，心跳剧烈而有空虚感，严重的心胸疼痛，用三甲复脉汤治疗。

【原文】

既厥且哕①（俗名呃忒），脉细而劲，小定风珠主之。（15）

【注释】

①哕：呃逆，俗称打嗝儿。

【译解】

温邪久踞下焦，消烁肝肾阴液，发生四肢厥逆。又因热邪干扰冲脉，冲脉隶属阳明，热则必使胃阴损伤，胃气上逆，出现呃逆症状。阴液亏虚，则肝阳横逆，出现细而劲的脉象。当以滋液息风的小定风珠为主治方剂。

小定风珠方（甘寒咸法）：鸡子黄一枚，生用　真阿胶二钱　生龟甲六钱　童便半杯　淡菜三钱

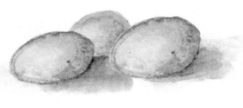

水五杯，先煮龟甲、淡菜得二杯，去滓，入阿胶上火烊化，纳鸡子黄，搅令相得，再冲童便，顿服之。

◎鸡子

【原文】

热邪久羁，吸烁真阴，或因误表，或因妄攻，神倦瘛疭，脉气虚弱，舌绛苔少，时时欲脱者，大定风珠主之。（16）

【译解】

　　温邪停留下焦时间过久，消烁肝肾阴液。如果在治疗过程中误用表散或攻下方法，以致阴液更加损伤，出现精神疲倦，手足筋脉抽掣，脉象虚弱，舌质绛，苔少，时时表现有虚脱证象者，这是邪气虽去八九，而真阴亦仅存一二的危候，必须以大剂滋阴潜阳的大定风珠治疗。恢复真阴，以敛阳气，来挽救虚脱的危险局面。

　　大定风珠方（酸甘咸法）：生白芍六钱　阿胶三钱　生龟甲四钱　干地黄六钱　麻仁二钱　五味子二钱　生牡蛎四钱　麦门冬六钱，连心　炙甘草四钱　鸡子黄二枚，生　鳖甲四钱，生

　　水八杯，煮取三杯，去滓，再入鸡子黄，搅令相得，分三次服。喘，加人参。自汗者，加龙骨、人参、小麦。悸者，加茯神、人参、小麦。

【原文】

　　壮火尚盛者，不得用定风珠、复脉。邪少虚多者，不得用黄连阿胶汤。阴虚欲痉者，不得用青蒿鳖甲汤。（17）

【译解】

　　邪火仍然炽盛的，不能用大小定风珠、加减复脉汤治疗。邪火轻微阴虚较重的，不能用黄连阿胶汤治疗。阴虚将要动风的，不能使用青蒿鳖甲汤治疗。

【原文】

　　痉厥神昏，舌短，烦躁，手少阴证未罢者，先与牛黄紫雪辈，开窍搜邪；再与复脉汤存阴，三甲潜阳，临证细参，勿致倒乱。（18）

【译解】

　　抽搐神昏，舌体短缩，烦躁不安，手少阴心包症候没有尽解的，先用安宫牛黄丸、紫雪丹之类的方药，清心开窍、泄热达邪，然后再用加减复脉汤滋养阴液，用牡蛎、鳖甲、龟板这三甲潜阳，临床辨证须据证详审，不要颠

倒混乱。

【原文】

邪气久羁，肌肤甲错，或因下后邪欲溃；或因存阴得液蒸汗，正气已虚，不能即出，阴阳互争而战者，欲作战汗也，复脉汤热饮之。虚盛者加人参。肌肉尚盛者，但令静，勿妄动也。（19）

【译解】

热邪久踞，肌肤出现干燥粗糙；或因下后邪气欲溃；或因存阴液有汗的来源；或正气已虚，不能即出，阴阳互争而战者，都可欲作战汗，可用加减复脉汤乘热饮服。虚甚者，加入人参；如果肌肉皮肤丰盛，津虚不甚，而欲作战汗的患者，但令病人安静，不必服药，待其战汗之后，再与养阴之剂。

【原文】

时欲漱口不欲咽，大便黑而易者，有瘀血也，犀角地黄汤主之。（20）

【译解】

不时要用水漱口又不愿下咽，大便色黑而容易排出者，是内有瘀血的表现，用犀角地黄汤治疗。

【原文】

少腹坚满，小便自利，夜热昼凉，大便闭，脉沉实者，蓄血也，桃仁承气汤主之，甚则抵当汤。（21）

【译解】

小腹坚硬胀满、小便自利、夜间发热、白天则热退身凉、大便闭结不通、脉象沉实有力、下焦蓄血的征象，宜用桃仁承气汤治疗，严重的则用抵当汤治疗。

【原文】

温病脉，法当数，今反不数而濡小者，热撤里虚也。里虚下利稀水，或便脓血者，桃花汤主之。（22）

【译解】

温病的脉象，照理应当是数的，现在反而不数，而出现濡小，这是因为用了清热药，热邪虽清，而下焦亦随之而虚寒了。即使没有大便下利，也应该用温补方法治疗。现在出现大便清稀，或排出脓血样的粪便，这是少阴肾阳虚衰、关门不固的缘故，所以用桃花汤甘温固涩，堵截阳明大肠，以止下利。

桃花汤方（甘温兼涩法）：赤石脂一两，半整用煎，半为细末调　炮姜五钱　白粳米二合

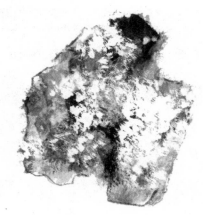

◎石脂

水八杯，煮取三杯，去渣，入石脂末一钱五分，分三次服。若一服愈，余勿服。虚甚者加人参。

【原文】

温病七八日以后，脉虚数，舌绛苔少，下利日数十行，完谷不化，身虽热者，桃花粥主之。（23）

【译解】

温病已经七八天以后，脉象虚数，舌质色绛，舌苔少，一天中下利几十次，排出未消化的食物残渣样粪便，这是脾的阳气下陷、火衰不能化土、肾之关门不得闭藏的征象。虽然患者有发热，但这是虚热，应该急与补法。如果不急予救治，则将有亡阳外脱的危险，用桃花粥甘温固涩，培补脾胃阳气为主。

【原文】

温病少阴下利，咽痛胸满心烦者，猪肤汤主之。（24）

【译解】

温病邪入下焦少阴肾经，大便泄泻，咽喉疼痛，胸中满闷，心烦不安，用猪肤汤治疗。

【原文】

温病少阴咽痛者，可与甘草汤；不差者，与桔梗汤。（25）

【译解】

温病邪入少阴咽喉疼痛者，可用甘草汤治疗；若服药后不愈者，可用桔梗汤治疗。

【原文】

温病入少阴，呕而咽中伤，生疮不能语，声不出者，苦酒汤主之。（26）

【译解】

温邪侵入少阴，出现呕吐，咽喉损伤呈现疮样，以致发声障碍的，这是肾水亏损，心火上炎的缘故，用苦酒汤治疗。

苦酒汤方（酸甘微辛法）：半夏二钱，炙鸡子一枚，去黄，内上苦酒鸡子壳中

上二味，内半夏着苦酒中，以鸡子壳置刀环中，安火上，令三沸，去渣，少少含咽之。不瘥，更做三剂。

按：苦酒即现在的米醋。

【原文】

妇女温病，经水适来，脉数耳聋，干呕烦渴，辛凉退热，兼清血分，甚

至十数日不解，邪陷发痉者，竹叶玉女煎主之。（27）

【译解】

妇女感受温邪，又正逢月经来潮，气分热邪乘机向血室侵扰，而呈现脉象频数、耳聋、干呕、烦渴等气血两燔证，此时应采用辛凉退热兼清血分的两感治疗方法。严重的历时十余日不解，热邪陷入厥阴，发生抽搐痉挛的，这是外热没有清除，而里热又很炽盛，当用两清表里的竹叶玉女煎治疗。

竹叶玉女煎方（辛凉合甘寒微苦法）：生石膏六钱　干地黄四钱　麦冬四钱　知母二钱　牛膝二钱　竹叶三钱

水八杯，先煮石膏、地黄，得五杯，再入余四味，煮成二杯，先服一杯，

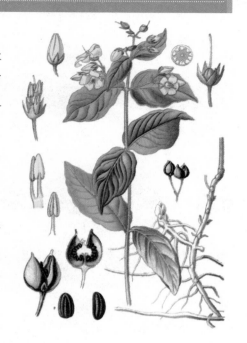

◎牛膝

候六时复之。病解，停后服，不解再服（上焦用玉女煎去牛膝者，以牛膝为下焦药，不得引邪深入也。兹在下焦，故仍用之）。

【原文】

热入血室①，医与两清气血，邪去其半，脉数，余邪不解者，护阳和阴汤主之。（28）

【注释】

①血室：一指子宫，亦称胞宫。《类经附翼·求正录》："故子宫者……医家以冲任之脉盛于此，则月经意以时下，故名曰血室。"二指肝。《伤寒来苏集·阴阳脉证上》："血室者，肝也。肝为藏血之脏，故称血室。"三指冲脉。《妇科经论》："王太仆曰：冲为血海。诸经朝会，男子则运而行之，

女子则停而止之，谓之血室。"此处是指胞宫。

【译解】

温病邪热侵入血室，医生给气血两清治疗后，邪热祛除过半，脉数，余邪未完全解除的，用护阳和阴汤治疗。

【原文】

热入血室，邪去八九，右脉虚数，暮微寒热者，加减复脉汤，仍用参主之。（29）

【译解】

热入血室，经过适当的治疗，病已减退十分之八九，患者右手脉象虚弱无力而数，傍晚时有轻度寒热发作，这是邪少虚多、气血虚弱、营卫未能调和的缘故，不可误认为邪实，应该用加减复脉汤，仍旧加入人参以补养元气来治疗。

加减复脉汤仍用参方：即于前复脉汤内，加入人参三钱。

【原文】

热病经水适至，十数日不解，舌痿饮冷，心烦热，神气忽清忽乱，脉右长左沉，瘀热在里也，加减桃仁承气汤主之。（30）

【译解】

妇女感受温邪发热，恰遇月经来潮，十多天身热不退，且有舌体痿软，喜饮冷水，心中烦热，神志有时清楚有时混乱，脉象右手长，左手沉，热邪、瘀血在里，宜用加减桃仁承气汤治疗。

【原文】

温病愈后，嗽稀痰而不咳，彻夜不寐者，半夏汤主之。（31）

【译解】

温病治愈后，咯吐稀痰，但不咳嗽，整夜不能入睡的，用半夏汤治疗。

【原文】

饮退则寐，舌滑，食不进者，半夏桂枝汤主之。（32）

【译解】

痰饮消退能够入睡，但舌苔水滑，不能进食，用半夏桂枝汤治疗。

【原文】

温病解后，脉迟，身凉如水，冷汗自出者，桂枝汤主之。（33）

【译解】

温病热退以后，脉象迟，身体肌肤发凉，并且出冷汗的，这是患者阳气素来虚弱，热邪初退，暴露了阳虚现象，用桂枝汤来恢复阳气。

【原文】

温病愈后，面色痿黄，舌淡，不欲饮水，脉迟而弦，不食者，小建中汤主之。（34）

【译解】

温病治愈以后，患者面色痿黄，舌质色淡，不想喝水，脉象迟弦，而又不能饮食者，是素体阳虚的缘故，用小建中汤来建立中焦阳气。中阳恢复，自能饮食，全身阳气，也就都会恢复。

小建中汤方（甘温法）：白芍六钱，酒炒　桂枝四钱　甘草三钱，炙　生姜三钱　大枣二枚，去核　胶饴五钱

水八杯，煮取三杯，去渣，入胶饴，上火烊化，分温三服。

【原文】

温病愈后，或一月，至一年，面微赤，脉数，暮热，常思饮不欲食者，五汁饮主之，牛乳饮亦主之。病后肌肤枯燥，小便溺管痛①，或微燥咳②，或不思食，皆胃阴虚也，与益胃、五汁辈。（35）

【注释】

①溺管痛：指尿道疼痛。②燥咳：属阴虚咳嗽。指干咳或少量黏痰，咯出不爽。

【译解】

温病治愈以后，或一个月，甚或一年，病人面色微微发红，脉数，傍晚发热，时常想喝水而不想吃东西的，用五汁饮治疗，也可用牛乳饮治疗。若病愈后，病人皮肤干燥，排小便时尿道疼痛，或有轻微干咳，或不想进食，这些均为胃阴亏虚的表现，可给益胃汤、五汁饮之类的药物治疗。

 暑温　伏暑

【原文】

暑邪深入少阴，消渴者，连梅汤主之。入厥阴，麻痹者，连梅汤主之。心热烦躁，神迷甚者，先与紫雪丹，再与连梅汤。（36）

【译解】

暑邪深入少阴，出现消渴证的，用连梅汤治疗。暑邪深入厥阴，出现肌肤麻痹的，也用连梅汤治疗。心胸

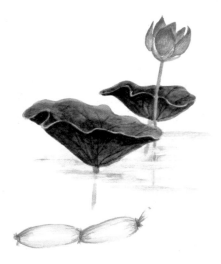

◎莲花

烦热，精神躁扰不安，神志昏迷严重的，先用紫雪丹治疗，再用连梅汤治疗。

【原文】

暑邪深入厥阴，舌灰^①，消渴，心下板实^②，呕恶吐蛔，寒热，下利血水，甚至声音不出，上下格拒^③者，椒梅汤主之。（37）

【注释】

①舌灰：指舌苔色灰。②心下板实：指胃脘部按之坚实硬满。③上下格拒：此处是指邪气阻隔，上下不通畅，以致上逆呕恶，下利便血等。

【译解】

暑热病邪深入厥阴经，舌苔灰色，口渴引饮，饮不解渴，胃脘部硬满如板，恶心呕吐，吐有蛔虫，恶寒发热，泻下血水样便，严重的发不出声音，上下阻隔不通的，用椒梅汤治疗。

【原文】

暑邪误治，胃口伤残，延及中下，气塞填胸，燥乱口渴，邪结内踞，清浊交混者，来复丹主之。（38）

【译解】

感受暑邪，而又治疗不当，损伤了胃气，邪气由上焦蔓延到中、下焦，呈现胸部气塞痞满，口渴闷乱等证，这是邪气固结在中焦，脾胃的升降功能紊乱所致，攻补都很棘手，只有用来复丹升清降浊一法来治疗。

来复丹（酸温法）：太阴元精石一两　舶上硫黄一两　硝石一两，同硫黄为末，微火炒结砂子大　橘红二钱　青皮二钱，去白　五灵脂二钱，澄去砂，炒令烟烬。

【原文】

暑邪久热，寝不安，食不甘，神识不清，阴液元气两伤者，三才汤主

之。（39）

【译解】

感受暑邪，发热日久不退，真阴受到消烁，以致心肾不交，睡眠不安。胃阴受伤，则纳食无味。同时，心气也受到损耗，出现神志迷糊不清状态。这是阴液元气都受损伤的缘故。用三才汤恢复阴液兼护阳气法来治疗。

【原文】

蓄血，热入血室，与温热同法。（40）

【译解】

暑温的蓄血证、热入血室证，其治疗与其他温热病的蓄血证、热入血室证相同。

【原文】

伏暑、湿温胁痛，或咳，或不咳，无寒，但潮热，或竟寒热如疟状，不可误认柴胡证，香附旋覆花汤主之；久不解者，间用控涎丹。（41）

【译解】

伏暑、湿温，胁肋部疼痛，或咳嗽，或不咳嗽，不恶寒，惟午后潮热，甚至寒热往来，如同疟疾发作一样，但不要把这种症候误认为是小柴胡汤证，治疗应用香附旋覆花汤治疗。迁延过久不解的，可用控涎丹治疗。

寒　湿（附：便血咳嗽疝瘕）

【原文】

湿之为物也，在天之阳时为雨露，阴时为霜雪，在山为泉，在川为水，

包含于土中者为湿。其在人身也，上焦与肺合，中焦与脾合，其流于下焦也，与少阴癸水合。（42）

【译解】

六气之一的湿气，它在天时温暖的时候，便是雨和露，在寒冷的时候，便是霜和雪，在山陵是泉，在河流是水，蕴藏在土中的是湿。当它侵袭到人体以后，在上焦与肺合，在中焦与脾合，如治疗不当流入下焦，与少阴肾水合。

【原文】

湿久不治，伏足少阴，舌白身痛，足跗①浮肿，鹿附汤主之（43）

【注释】

①足跗：足背。

【译解】

湿邪久留，没有及时治疗，伏藏于足少阴肾经，舌苔白，身疼痛，足背水肿，用鹿附汤治疗。

【原文】

湿久脾阳消乏，肾阳亦惫者，安肾汤主之。（44）

【译解】

寒湿停积中焦时间过久，致使脾的阳气日渐消耗。因脾的功能困乏，导致肾阳衰弱，用安肾汤温补督脉。

安肾汤方（辛甘温法）：鹿茸三钱　胡芦巴三钱　补骨脂三钱　韭子

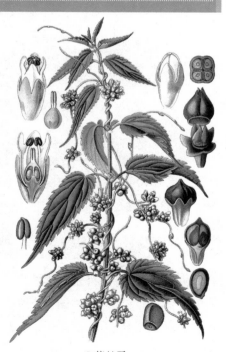

◎菟丝子

一钱　大茴香二钱　附子二钱　茅术二钱　茯苓三钱　菟丝子三钱

水八杯，煮取三杯，分三次服。大便溏者加赤石脂。久病恶汤者，可用二十分作丸。

【原文】

湿久伤阳，痿弱不振，肢体麻痹，痔疮下血，术附姜苓汤主之。（45）

【译解】

寒湿久停，损伤了人体阳气，以致四肢痿软无力，皮肤知觉迟钝而有麻木感，肛门痔疮出血。如医者只知道因湿热下注的痔疮出血，而用槐花、地榆之类药物来治疗，殊不知痔疮下血，也有由于寒湿而致的。寒湿痔疮下血，应用补脾肾阳气的术附姜苓汤治疗。

术附姜苓汤方（辛温苦淡法）：生白术五钱　附子三钱　干姜三钱　茯苓五钱

水五杯，煮取二杯，日再服。

【原文】

先便后血，小肠寒湿，黄土汤主之。（46）

【译解】

先大便而后出血，因小肠寒湿所致的，用黄土汤治疗。

【原文】

秋湿内伏，冬寒外加，脉紧无汗，恶寒身痛。喘咳稀痰，胸满，舌白滑。恶水不欲饮，甚则倚息不得卧，腹中微胀，小青龙汤主之；脉数有汗，小

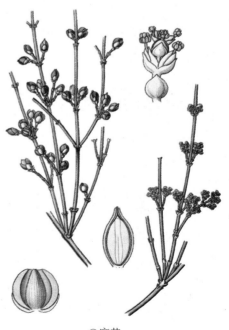

◎麻黄

青龙去麻、辛主之；大汗出者，倍桂枝，减干姜，加麻黄根。（47）

【译解】

秋季感受湿邪伏藏体内，冬季又复加外感寒邪，症见脉紧无汗，恶寒身痛，咳嗽气喘，咯吐稀痰，胸部满闷，舌苔白滑，见水厌恶不饮，严重的端坐喘息不能平卧，腹部轻度胀满，用小青龙汤治疗。若脉数有汗，用小青龙汤去麻黄、细辛治疗；若汗出过多的，重用桂枝，减少干姜，再加麻黄根治疗。

【原文】

喘咳息促，吐稀涎，脉洪数，右大于左，喉哑，是为热饮，麻杏石甘汤主之。（48）

【译解】

咳嗽气喘，呼吸迫促，吐稀薄涎沫，脉洪数，且右手脉比左手大，喉咙嘶哑，治疗用麻杏石甘汤。

【原文】

支饮不得息，葶苈大枣泻肺汤主之。（49）

【译解】

支饮壅塞在胸膈，阻碍了肺气下降功能，以致呼吸困难，甚至有气塞不通的现象，病势很急，应急用葶苈大枣泻肺汤治疗。

葶苈大枣泻肺汤方（苦辛甘法）：苦葶苈三钱，炒香，碾细 大枣五枚，去核

水五杯，煮成二杯，分二次服。得效减其制，不效再作服，衰其大半而止。

【原文】

饮家①反渴，必重用辛，上焦加干姜、桂枝，中焦加枳实，橘皮，下焦加附子、生姜。（50）

【注释】

①饮家：泛指平素患痰饮病的人。

【译解】

痰饮病人反而出现口渴症状，治疗必须重用辛味药物。饮在上焦的加干姜、桂枝，饮在中焦的加枳实、橘皮，饮在下焦的加附子、生姜。

【原文】

饮家阴吹①，脉弦而迟，不得固执《金匮》法②，当反用之，橘半桂苓枳姜汤主之。（51）

【注释】

①阴吹：指妇女阴道时有气出，或气出有声，状如矢气者。②《金匮》法：是指《金匮要略》中，因阳明津液枯槁，大便秘结，压迫阴道引起阴吹，用膏发煎润大便治阴吹的方法。

【译解】

有痰饮病的妇女出现阴吹症，脉象弦而迟，治疗不能固守《金匮要略》阴吹的治法。而应采取与它作用相反的治疗方法，用橘半桂苓枳姜汤治疗。

【原文】

暴感寒湿成疝①，寒热往来，脉弦反数，舌白滑，或无苔，不渴，当脐痛，或胁下痛，椒桂汤主之。（52）

【注释】

①疝：病名，见于《素问·大奇论》。一般泛指体腔内容物向外突出的病症，常伴有气痛的症状；也有特指生殖器、睾丸、阴囊部位之病症。

【译解】

患者肝脏本来虚弱，或素有肝气郁结，或因暴怒而又感受寒湿邪气，以致成为疝证。此证在秋天比较多见，呈现寒热往来，脉弦而数，舌苔白滑，或没有苔，口不渴，当脐部位疼痛，或胁下疼痛。这是寒湿在表，浊阴与肝气郁结于里，表证和里证都很急剧，应该用表里两解的椒桂汤治疗。

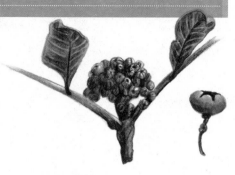

◎ 吴茱萸

椒桂汤方（苦辛通法）：川椒六钱，炒黑　桂枝六钱　良姜三钱　柴胡六钱　小茴香四钱　广皮三钱　吴茱萸三钱，泡淡　青皮三钱

急流水八碗，煮成三碗，温服一碗，复被令微汗，佳。不汗，服第二碗，接饮生姜汤促之得汗。次早服第三碗，不必复被再令汗。

【原文】

寒疝脉弦紧，胁下偏痛，发热，大黄附子汤主之。（53）

【译解】

寒疝证，脉象弦紧，这是肝气郁遏，里有寒邪的表现。胁下疼痛偏在一侧，乃是寒邪侵犯肝胆经络与血搏结的缘故。发热是由于胆的清气为肝气郁结而阻滞，与寒邪抗争的结果。应当用温下法的大黄附子汤治疗。

大黄附子汤方（苦辛温下法）：大黄五钱　熟附子五钱　细辛三钱

水五杯，煮取两杯，分温二服。（原方分量甚重，此则从时减轻，临时对证斟酌）

【原文】

寒疝，少腹或脐旁下引睾丸，或掣胁下，掣腰，痛不可忍者，天台乌药散主之。（54）

【译解】

寒疝证，少腹部疼痛，或向脐下放散，牵引到睾丸；或向上放散，牵引到胁下或腰部。疼痛程度很剧烈，使人不能忍受，这是寒湿侵犯肝、肾、小肠所致。可用温通足厥阴与手太阳的天台乌药散治疗。

天台乌药散方（苦辛热急通法）：乌药五钱　木香五钱　小茴香五钱，炒黑　良姜五钱，炒　青皮五钱　川楝子十枚　巴豆七十二粒　槟榔五钱

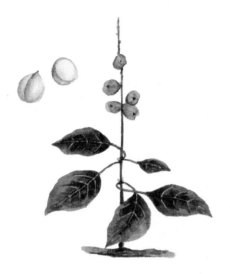

◎巴豆

先以巴豆微打破，加麸数合，炒川楝子，以巴豆黑透为度，去巴豆、麸子不用，但以川楝同前药为极细末。黄酒和服一钱，不能饮者，姜汤代之。重者日再服；痛不忍者，日三服。

 # 湿　温

【原文】

湿温久羁，三焦弥漫，神昏窍阻，少腹硬满，大便不下，宣清导浊汤主之。（55）

【译解】

湿温病湿热病邪久留不去，湿热弥漫上、中、下三焦，症见神昏窍闭、少腹坚硬胀满、大便不通畅等，用宣清导浊汤治疗。

【原文】

湿凝气阻，三焦俱闭，二便不通，半硫丸主之。（56）

【译解】

湿浊凝滞，气机闭阻，致上中下三焦气机闭塞不通，导致大小便不通的，用半硫丸治疗。

【原文】

浊湿久留，下注于肛，气闭，肛门坠痛，胃不喜食，舌苔腐白，术附汤主之。（57）

【译解】

湿浊邪气停留肠胃时间过久，湿邪下注肛门，以致气道闭塞，肛门有下坠感而且疼痛。同时，胃纳减退，不喜吃东西，舌上起白色腐苔，这是气虚而寒湿闭结的缘故，所以用术附汤治疗。

【原文】

疟邪久羁，因疟成劳，谓之劳疟[①]；络虚而痛，阳虚而胀，胁有疟母[②]，邪留正伤，加味异功汤主之。（58）

【注释】

①劳疟：因疟疾日久而致身体虚弱，将成虚劳，又称"虐劳"。或因久病劳损，气血两虚而患疟疾，均称劳疟。其特点为微寒微热，或发于昼，或发于夜，气虚多汗，饮食少进，或停止发作后遇劳即发。②疟母：病症名，疟疾的一种。因疟疾久延不愈，胁下结块，触之有形，按之疼痛者称之。类似久疟后脾脏肿大的病症。

【译解】

疟邪久留不去，因疟而转成虚劳，称为劳疟。因脉络虚损而痛，因阳气虚弱而胀，胁下结块而成疟母。这是邪气久留正气损伤的缘故，用加味异功汤治疗。

【原文】

疟久不解，胁下成块，谓之疟母，鳖甲煎丸主之。（59）

【译解】

患疟疾长期不愈，胁下有结块形成，称为疟母，用鳖甲煎丸治疗。

【原文】

太阴三疟①，腹胀不渴，呕水，温脾汤主之。（60）

【注释】

①三疟，即三阴疟，由于元气内耗、卫气不固，温邪步步深入，三日发作一次，故曰三疟。又一说因疟邪缠绵日久，兼有三阴经主症，故曰"三疟"，即太阴、少阴、厥阴。

【译解】

三阴疟疾，原是深入脏腑损耗真气的顽固疾病，往往经年累月不易痊愈。若表现腹部胀满，口不渴，呕水等脾胃症状的，还算轻而浅，这是脾脏寒湿的缘故，用温脾汤治疗。

温脾汤方（苦辛温里法）：草果

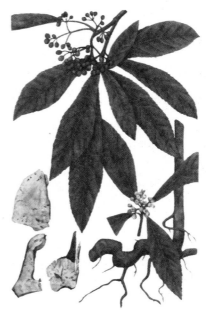

◎蜀漆

二钱　桂枝三钱　生姜五钱　茯苓五钱　蜀漆三钱，炒　厚朴三钱

水五杯，煮取两杯，分二次温服。

【原文】

少阴三疟，久而不愈，形寒嗜卧，舌淡，脉微，发时不渴，气血两虚，扶阳汤主之。（61）

【译解】

少阴疟疾，邪气已经深入，本来是不容易好的，又系三日疟，更是不易治愈。日久不愈则气血日渐损耗，出现怕冷嗜睡的少阴证，以及舌质淡、脉微、发作时口不渴等症，这些都是气血两虚的现象，用扶阳汤治疗。

扶阳汤方（辛甘温阳法）：鹿茸五钱，生锉末，先用黄酒煎透　熟附子三钱　人参二钱　粗桂枝三钱　当归二钱　蜀漆三钱，炒黑

水八杯，加入鹿茸酒，煎成三小杯，日三服。

【原文】

厥阴三疟，日久不已，劳则发热，或有痞结，气逆欲呕，减味乌梅丸法主之。（62）

【译解】

若是厥阴的三日疟，时间过久，导致阴阳两伤，遇有疲劳，即行发热，这是阴气受伤，热从内发。或者有结气痞块，乃是阴邪凝聚的缘故。气上逆欲呕吐，则是厥阴之邪侵犯阳明，阳明胃阳也将疲乏之征。这是木克土所致，宜用减味乌梅丸治疗。此方刚药和柔药同时应用，柔药以救阴，刚药以救阳。

减味乌梅丸法（酸苦为阴、辛甘为阳复法）：半夏　黄连　干姜　吴萸　茯苓　桂枝　川椒炒黑　白芍　乌梅

（以上方中多无分量，以分量本难预定，用者临时斟酌可也）

【原文】

酒客久痢，饮食不减，茵陈白芷汤主之。（63）

【译解】

平素喜欢喝酒的人患痢疾，日久不愈，但饮食不减的，用茵陈白芷汤治疗。

【原文】

老年久痢，脾阳受伤，食滑便溏，肾阳亦衰，双补汤主之。（64）

【译解】

老年人下痢日久，以致脾阳受伤，食滑腻之品随即就泻，是肾阳亦衰，治疗用双补汤。

【原文】

久痢小便不通，厌食欲呕，加减理阴煎主之。（65）

【译解】

痢疾日久不愈，小便不通，厌恶饮食，恶心欲呕，用加减理阴煎治疗。

【原文】

久痢带瘀血，肛中气坠，腹中不痛，断下渗湿汤主之。（66）

【译解】

久痢，大便带有瘀血，这是气分湿热侵入血分、血溢妄行的缘故。同

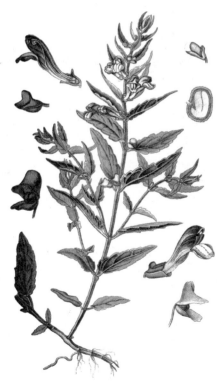

◎黄芩

时肛门有气下坠，腹中不痛，此乃湿热下注，阻滞气机，而肠胃又无积滞的关系。宜用断下渗湿汤治疗。

断下渗湿汤方（苦辛淡法）：樗根皮一两，炒黑　生茅术一钱　生黄柏一钱　地榆一钱五分，炒黑　楂肉三钱，炒黑　金银花一钱五分，炒黑　赤苓三钱　猪苓一钱五分

水八杯，煮成三杯，分三次服。

【原文】

下痢无度，脉微细，肢厥，不进食，桃花汤主之。（67）

【译解】

下痢很厉害，甚至没有次数可以计算，脉象微细，四肢厥冷，不想吃东西，这是肾阳欲脱，关闸不能闭藏的缘故，用涩阳明阳分的方法，以桃花汤治疗。

【原文】

久痢，阴伤气陷，肛坠尻疫，地黄余粮汤主之。（68）

【译解】

痢疾日久不愈，阴液耗伤，气虚下陷，肛门下坠，尾骶骨部位酸楚，用地黄余粮汤治疗。

【原文】

久痢伤肾，下焦不固，肠腻滑下①，纳谷运迟，三神丸主之。（69）

【注释】

①肠腻滑下：久痢湿热之邪滞留于肠黏膜，成为"肠垢"，滑下，即大便排出黏腻状秽浊之邪。

【译解】

久痢损伤肾阳，下焦关门不固，以致肠中膏脂和不消化的食物滑泄而出。又因火衰不能上蒸脾土，脾肾阳气均衰，使吃下去的东西不能运化，应该用三神丸治疗。

三神丸方（酸甘辛温兼涩法，亦复方也）：五味子　补骨脂肉果去净油

【原文】

久痢伤阴，口渴舌干，微热微咳，人参乌梅汤主之。（70）

【译解】

久痢阴液大伤，出现口渴、舌干，且有轻微发热与轻微咳嗽等症，说明已无湿热邪气，用人参乌梅汤紧急救阴治疗。

人参乌梅汤方（酸甘化阴法）：人参　莲子炒　炙甘草　乌梅　木瓜　山药

【原文】

痢久阴阳两伤，少腹肛坠，腰胯①脊髀②疼痛。由脏腑伤及奇经，参茸汤主之。（71）

【注释】

①胯：人体部位名称，指腰的两侧和大腿之间的部位。这里指"环跳穴"所处的部位。②髀（音币）：人体部位名称，指大腿部。

【译解】

痢疾日久不愈，阴阳两伤，症见少腹及肛门重坠，腰部、胯部、脊背部、大腿部酸痛，这是由于脏腑虚衰累及奇经八脉所致，治疗选参茸汤。

【原文】

久痢伤及厥阴，上犯阳明，气上撞心，饥不欲食，干呕腹痛，乌梅丸主之。（72）

【译解】

痢疾日久不愈，伤及足厥阴肝，肝气上逆侵犯阳明胃，自觉有气从下腹部向上冲撞心胸，虽感饥饿但不想进食，干呕腹痛，治疗用乌梅丸。

【原文】

休息痢①经年不愈，下焦阴阳皆虚，不能收摄，少腹气结，有似癥瘕，参芍汤主之。（73）

【注释】

①休息痢：指初痢、暴痢之后，长期迁延不愈，时发时止，反复不已的一种痢疾。

【译解】

休息痢长年不愈，致下焦真阴真阳俱虚，不能收敛固摄，出现少腹气结成块，类似癥瘕，治用参芍汤。

【原文】

噤口痢①，热气上冲，肠中逆阻似闭，腹痛在下尤甚者，白头翁汤主之。（74）

【注释】

①噤口痢：见《丹溪心法·痢》。指痢疾患者饮食不进，呕呃不能食。多

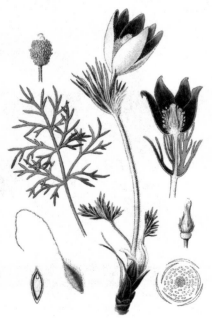

◎白头翁

见于疫痢、湿热痢重症等病程中，是痢疾比较严重的症候。多由湿浊热毒郁结肠中，邪毒亢盛，胃阴受劫，和降失常，脾胃两伤，中气败损所致。

【译解】

下痢而不想吃东西，叫作噤口痢。由于肠中湿浊热毒邪气阻遏，邪热气向上逆冲，所以不想吃东西。肠中浊气闭阻不通，故腹痛在下腹部更加剧烈，这是热毒偏重的实证，可用白头翁汤治疗。

白头翁汤方：（苦寒法）：白头翁三钱　秦皮二钱　黄连二钱　黄柏二钱　黄芩三钱　白芍二钱

水八杯，煮取三杯，分三次服。

【原文】

噤口痢，左脉细数，右手脉弦，干呕，腹痛，里急后重，积下不爽①，加减泻心汤主之。（75）

【注释】

①积下不爽：湿浊热毒积滞于肠黏膜内，排便时感里急后重，细少不畅，欲解不能。

【译解】

噤口痢，湿热入里，左脉细数而右手脉弦（木强克土）。胃气上逆则干呕；湿热黏滞，气阻不行，则腹痛，里急后重，痢下不爽，这是湿热很重的实证，用加减泻心汤治疗。

加减泻心汤方（苦辛寒凉法）：川连　黄芩　干姜　金银花　山楂炭　白芍　木香汁

【原文】

噤口痢，呕恶不饥，积少痛缓，形衰脉弦，舌白不渴，加味参苓白术散主之。（76）

【译解】

噤口痢，恶心欲呕，不知饥饿，形体衰弱，说明正气损伤，运化无权，胃气上逆。腹痛缓和，排便时积滞不多，说明邪气已少。舌苔白是里无热。脉弦是阴精阳气均已不足，用加味参苓白术散治理中焦。

加味参苓白术散方（甘淡微苦法。加味则辛甘化阳，芳香悦脾，微辛以通，微苦以降也）：人参二钱　白术一钱五分，炒焦　茯苓一钱五分　扁豆二钱，炒　薏苡仁一钱五分　桔梗一钱　砂仁七分，炒　炮姜一钱　肉豆蔻一钱　炙甘草五分

共为极细末，每服一钱五分，香粳米汤调服，日二次。

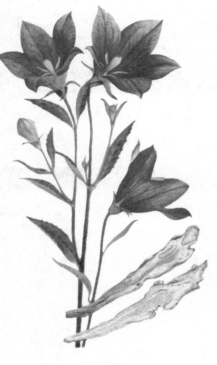

◎桔梗

【原文】

噤口痢，胃关不开①，由于肾关不开②者，肉苁蓉汤主之。（77）

【注释】

①胃关不开：胃主受纳，若噤口不食，即责之于胃口不开，不能受纳饮食，这里主要是就噤口不食的症状而说。②肾关不开：此处是指肾阳虚弱不能温暖脾胃，而致胃不受纳，噤口不食。

【译解】

噤口痢，由于肾关不开而导致胃关不开的，用肉苁蓉汤治疗。

秋 燥

【原文】

燥久伤及肝肾之阴，上盛下虚，昼凉夜热，或干咳，或不咳，甚则痉厥者，三甲复脉汤主之，定风珠亦主之，专翕大生膏亦主之。（78）

【译解】

因感受燥气日久不愈，损伤了肝肾的阴液，以致水亏火亢，形成上盛下虚的局面，呈现白天不发热而夜里发热，有的干咳，有的没有咳嗽。严重的可因水不涵木，肝风内动，发生痉挛抽搐，四肢厥逆。治宜根据病情的轻重，选用三甲复脉汤、定风珠、专翕大生膏来治疗。

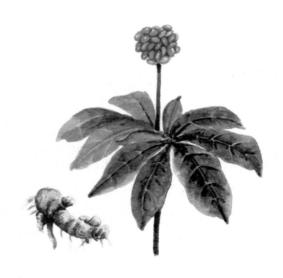

◎三七

卷四·杂说

ZASHUO

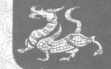

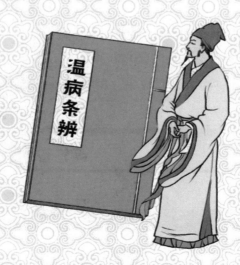

【题解】

本篇是一部学术论文集合，集中反映作者对各种医学学术问题的看法和见解，内容较为庞杂，故名之为"杂说"。

本篇包括了《汗论》《伤寒注论》《风论》《本论起银翘散论》《本论粗具规模论》《寒疫论》《伪病名论》，《温病起手太阴论》《燥气论》《外感总数论》《治病法论》《吴又可温病禁黄连论》《风温温热气复论》《治血论》《九窍论》等内容。其中《汗论》篇主要讨论伤寒汗出与温病汗出的不同病机及治法；《伤寒注论》品评了历代伤寒注家的学术贡献；《风论》篇讨论了风邪治病的原因及分类；《本论起银翘散论》和《本论粗具规模论》是对本论部分的补充说明；《寒疫论》讨论了寒疫与温病的区别及辨证论治规律；《伪病名论》对时医的医风予以批评；《温病起手太阴论》讨论了温病与伤寒起病的不同及原因；《燥气论》讨论了燥气寒化和燥化的不同诊治规律；《外感总数论》说明外感疾病的复杂性及治疗时应灵活辨证，不应拘执不变；《治病法论》形象说明了外感与内伤，上、中、下三焦的治法总则；《吴又可温病禁黄连论》讨论了黄连在温病中的具体运用，指出温病初起邪在上焦肺卫时应禁用黄连，以免助邪化燥伤阴，但湿温证不惟不禁，仍重赖之以清热燥湿；《风温温热气复论》讨论了温病后期气复证的病机及治疗；《治血论》《九窍论》分别说明了作者对血症、九窍等方面的学术观点。

 # 汗　论

【原文】

汗也者，合阳气阴精蒸化而出者也。《内经》云："人之汗，以天地之雨名之。"盖汗之为物，以阳气为运用，以阴精为材料，阴精有余，阳气不足，则汗不能自出，不出则死。阳气有余，阴精不足，多能自出，再发则痉，痉亦死；或熏灼而不出，不出亦死也。
其有阴精有余，阳气不足，又为寒邪
肃杀之气所搏，不能自出者，必用辛
温味薄急走之药，以运用其阳气，仲
景之治伤寒是也。伤寒一书，始终以
救阳气为主。其有阳气有余，阴精不足，
又为温热升发之气所烁，而汗自出，
或不出者，必用辛凉以止其自出之汗，
用甘凉甘润，培养其阴精为材料，以
为正汗之地，本论之治温热是也。本
论始终以救阴精为主，此伤寒所以不

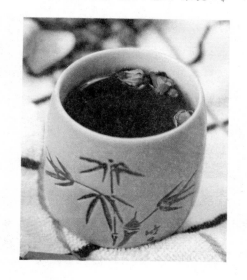

可不发汗，温热病断不可发汗之大较也。唐宋以来，多昧于此，是以人各著
一伤寒书，而温热之祸亟矣，呜呼！天道欤？抑人事欤？

【译解】

汗，是人体内的阳气和阴精起了蒸化作用而变成的一种液体，《黄帝内
经》说："人体的汗液，可用天地间的雨来譬喻。"原来汗液的本身，是以
阴精为材料，但要依靠阳气的鼓舞，才能排出于体表。这和天空所下的雨，
是由于地面的热气不断地上升，遇到天空的冷气，然后下降为雨的道理是相
同的。如果阴精有余而阳气不足，就不能蒸汗外出。例如，伤寒病阳气不足
不能作汗抗邪外出，往往导致邪气内陷，阳气愈损，造成危险。阳气有余而
阴精不足的，阳气蒸发太过，阴津损耗必多，往往会使筋脉失养，容易发生
颈项强直、角弓反张的痉病。这种痉病也是危险的。或者用熏灼疗法，求其
出汗，而汗不出的，这是阴津本来不足反用火来迫汗，两阳相熏灼，阴愈伤
而汗愈不出，亦属险证。所以凡是阳气不足阴精有余的人，一旦感受寒邪，
则阳气更不能蒸发，相反就会被寒邪所抑制，治疗上当用辛温味薄急走之药，
鼓动其阳气，使寒邪随汗液而解除，这就是张仲景治伤寒的主要方法，所以
《伤寒论》一书，始终以救阳为主。阳气有余而阴精不足的人，一旦感受温
邪，体内的津液，势必受温热升发之气所蒸烁而为自汗出，或者不出汗；但

无论汗出与否，在治疗上首先应用辛凉之品清解温邪，以达到解肌止汗的目的；同时，用甘凉甘润之药，培养阴精，为解肌止汗提供材料，这就是本论治疗温热病的方法，也就是温热病始终要以救阴为主。所以说，伤寒要助阳发汗，温热病要顾阴而不能发汗，这是两者在治疗上的最大差别点，必须特别注意。自从唐宋以来，医家多不明此理，虽然有许多《伤寒论》注解，但仍不能明确地指出伤寒和温病在证治上的差别，因而往往误以治伤寒之法治温病，给温病患者带来了极其严重的不良后果，这完全是人为的事。

 # 伤寒注论

【原文】

仲祖《伤寒论》，诚为金科玉律，奈注解甚难。盖代远年湮，中间不无脱简，又为后人妄增，断不能起仲景于九原而问之，何条在先，何条在后，何处尚有若干文字，何处系后人伪增，惟有阙疑阙殆，择其可信者而从之，不可信者而考之已尔。创斯注者，则有林氏、成氏，大抵随文顺解，不能透发精义；然创始实难，不为无功。有明中行方先生，实能苦心力索，畅所欲言，溯本探微，阐幽发秘，虽未能处处合拍，而大端已具。喻氏起而作《尚论》，补其阙略，发其所未发，亦诚仲景之功臣也。然除却心解数处，其大端亦从方论中来，不应力诋方氏。北海林先生刻方氏《前条辨》，附刻《尚论篇》，历数喻氏僭窃之罪，条分而畅评之。喻氏之后，又有高氏注《尚论发明》（编者按：清·高学山著《伤寒尚论辨似》，不是《尚论发明》，吴氏误记。），亦有心得可取处，其大端暗窃方氏，明尊喻氏，而又力诋喻氏，亦如喻氏之于方氏也。北平刘觉庵先生起而证之，亦如林北海之证《尚论》者然，公道自在人心也。其他如郑氏、程氏之《后条辨》，无足取者，明眼人自识之。舒驰远之《集注》，一以喻氏为主，兼引程郊倩之《后条辨》，杂以及门之论断，若不知有方氏之《前条辨》者，遂以喻氏窃方氏之论，直谓为喻氏书矣。此外，有沈目南注，张隐庵集注，程云来集注，皆可阅。至慈溪柯韵伯注《伤寒论》，著《来苏集》，聪明才辨，不无发明，可供采择。然其自序中谓大青龙一证，方、喻之注大错，目之曰郑声、曰杨墨。及取三注对勘，虚中切理而细绎之，柯注谓风有阴阳，汗出、脉缓之桂枝证，是中鼓动之阳风；汗不出、脉紧、烦躁之大青龙证，是中凛冽之阴风。试问中鼓动之阳风者，而主以桂枝辛甘温法，置《内经》"风淫于内，治以辛凉，佐以苦甘"之正法于何地？仲景自序云："撰用《素问》《九卷》"，反背《素问》而立法耶？且以中鼓动之阳风者，主以甘温之桂枝；中凛冽之阴风者，反主以寒凉之石膏，有是理乎？其注烦躁，又曰热淫于内，则心神烦扰，风淫于内，故手足躁乱（方先生原注：风为烦，寒则躁）。既曰凛冽阴风，又曰热淫于内，有是理乎？种种矛盾，不可枚举。方氏立风伤卫、寒伤营、风寒两伤营卫，吾不敢谓即仲景之本来面目。然欲使后学眉目清楚，不为无见。如柯氏之所序，亦未必即仲景之心法，而高于方氏也。其删改原文处，多逞臆说，不若方氏之纯正矣。且方氏创通大义，其功不可没也。喻氏、高氏、柯氏三子之于方氏，补偏救弊，其卓识妙悟，不无可取，而独恶其自高己见，各立门户，勿掩前人之善耳。后之学者，其各以明道济世为急，毋以争名竞胜为心，民生幸甚。

【译解】

张仲景所著的《伤寒论》，后世医家多尊为医学上辨证施治的范本，但因文辞深奥，要注释它是很难的。由于年代久远，又经历代兵火之乱，其中文字，一定有脱落和后人所妄加的地方，以致丧失了本来的面目，断不能起仲景于黄泉之下，请问他究竟哪条在前，哪条在后，哪里还有多少文字，哪些是后人所妄加？唯有抱着谨严的怀疑态度，选择其中可靠的部分而加以研究；对于某些疑难费解的条文，留待作进一步的探讨，这样才是正确的治学方法。

首先开始注解《伤寒论》的是林亿和成无己，不过他们仅仅是依照文字作解释，并没有把它的精神实质表达出来。然而一开始注解《伤寒论》，就要完全符合原书深奥的意义，这是很难的一回事情，不能苛求；但二人所著的《伤寒论》注解，对后世读者是有一定的启发作用，不能说没有功绩的。到明朝方中行先生对于《伤寒论》不仅下了一番苦功加以研究，并且把要讲的话都大胆地讲了出来，追本穷源地发掘其中的深奥意义，虽然有的地方还是不够全面，然而《伤寒论》原书的基本精神，大体上已经具备了。

随着方中行之后，喻嘉言也作了《伤寒尚论篇》来补充方氏的不足，并对方氏没有解释清楚的地方提出了自己的看法，加以发挥，这对仲景的《伤寒论》来说，也是一个有功的人。但除了他自己有心得的几处之外，大部分是根据方中行的理论而来的，那么，就不应该在书中尽力排斥方氏。后来林北海先生把方氏的《前条辨》和喻氏的《尚论篇》合并刻在一起，同时又一一举出喻氏《尚论篇》中抄袭方氏的地方，并分条加以评述。喻氏之后，又有高学山著《伤寒尚论辨似》作了注解并加以发明，也有他个人心得，可以取法，但其中主要内容也有暗中窃取方中行的《前条辨》。在表面上尊重喻氏的《尚论篇》，骨子里又有力地驳斥喻氏的错误。这种做法，也好像喻氏批评方氏一样。后来刘觉庵先生也起来作了评论，这也是好像林北海指出喻氏的《尚论篇》系窃自方氏一样。这样彼此攻击，究属谁是谁非，大家自有公论的。其他如郑重光的《伤寒条辨续注》和程应旄（郊倩）的《伤寒论后条辨》都没有什么精彩可取之处，有见识的人自然能够辨别。以后舒驰远著《伤寒集注》，他的材料，也是以喻氏的《尚论篇》为主，并引用了程郊倩的《后条辨》，加上他自己和学生们的见解，他好像不知道有方氏《前条辨》那部书，因而就把喻氏窃取方氏材料而写成的《尚论篇》误认为是喻氏所著之书了。此外，还有沈目南的《伤寒六经辨证治法》、张隐庵《伤寒论集注》和程云来的注解，都有好的地方，可以阅读。至于慈溪柯韵伯注解《伤寒论》著《来苏集》，凭着他的聪明才辩，对《伤寒论》有很多发明，值得参考采用。不过他在自序里指出方氏、喻氏二人对于伤寒大青龙汤证的注解有很大的错误，甚至把它们看作邪说，歪曲了仲景的理法；但是只要把三家注解互相勘一下，虚心谨慎地根据理论仔细加以分析和研究，就可以发现问题不是这样的。例如柯注说"风有阴阳，汗出脉缓的桂枝证，是感受了鼓动的阳风所致；汗不出、脉紧、烦躁的大青龙汤证，是感受了凛冽的阴风所致。"我要请问他，既是中了鼓动的阳风，而主用桂枝汤的辛甘温法，那么对《黄帝内经》里的"风淫于内，治以辛凉，佐以苦甘"的正治法，怎样来理解呢？仲景自序曾说："他所著《伤寒论》是根据《素问》和《九卷》立法的。"难道他违背《素问》而另立治法吗？更何况对于感受鼓动的阳风的病人，主用辛温的桂枝来以热治热；对感受凛冽的阴风的病人，反而主用寒凉的石膏来以寒治寒，有这样的道理吗？他又说热淫于内，所以要发生心神烦扰；风淫于内，所以要发生手足躁乱。既然说是凛冽的阴风，又说是热淫于内，能有这种道理吗？像这样许多矛盾之处，这里就不一一举出了。方中行所提出的风伤卫、寒伤营、风寒两伤营卫的论点，我不敢说这就是仲景的原来意思。但是为了使后学能够搞清楚原书的眉目，我认为这种见识和方法，还是比较好的。关于柯氏自序中的说法，当然未必符合仲景的原意，也不见得比方氏高明多少。他又凭着个人臆断来删改仲景《伤寒论》原文，在这些地方，还不如方氏的来得纯正了。而且方氏能刻苦钻研通晓仲景《伤寒论》的大义，对后学有一定的帮助，其功绩是不可埋没的。不过喻氏、高氏、柯氏对于方氏的论述，能够起到补偏救弊的作用，这种卓越的见识，当然也有他好的一面，但是嫌他们只知抬高自己的意见，各立门户，自成派别，而把前人的长处一概抹杀，这是不对的。所以希望今后，学者应以阐明医道、济世教人为首要任务，不要存着争名竞胜的心理。那么，对于人们的身体健康，更有好处了。

风 论

【原文】

《内经》曰：风为百病之长。又曰：风者善行而数变。夫风何以为百病之长乎？《大易》曰：元者善之长也。盖冬至四十五日，以后夜半少阳起而立春，于立春前十五日交大寒节，而厥阴风木行令，所以疏泄一年之阳气，以布德行仁，生养万物者也。故王者功德既成以后，制礼作乐，舞八佾而宣八风，所谓四时和，八风理，而民不夭折。风非害人者也，人之腠理密而精气足者，岂以是而病哉！而不然者，则病斯起矣。以天地生生之具，反为人受害之物，恩极大而害亦广矣。盖风之体不一，而风之用有殊。春风自下而上，夏风横行空中，秋风自上而下，冬风刮地而行。其方位也，则有四正^①四隅^②，此方位之合于四时八节^③也。立春起艮方^④，从东北隅而来，名之曰条风，八节各随其方而起，常理也。如立春起坤方^⑤，谓之冲风，又谓之虚邪贼风，为其乘月建之虚，则其变也。春初之风，则夹寒水之母气；春末之风，则带火热之子气；夏初之风，则木气未尽，而炎火渐生；长夏

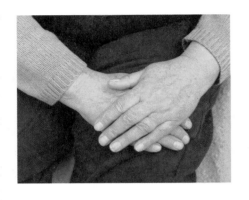

之风，则挟暑气、湿气、木气（未为木库），大雨而后暴凉，则挟寒水之气；久晴不雨，以其近秋也，而先行燥气，是长夏之风，无所不兼，而人则无所不病矣。初秋则挟湿气，季秋则兼寒水之气，所以报冬气也。初冬犹兼燥金之气，正冬则兼寒水本令，而季冬又报来春风木之气，纸鸢^⑥起矣。再由五运六气而推，大运如甲己之岁，其风多兼湿气；一年六气中，客气所加何气，则风亦兼其气而行令焉。然则五运六气非风不行，风也者，六气之帅也，诸病之领袖也，故曰：百病之长也。其数变也奈何？如夏日早南风，少移时则由西而北而东，方南风之时，则晴而热，由北而东，则雨而寒矣。四时皆有早暮之变，不若夏日之数而易见耳。夫夏日曰长曰化，以盛万物也，而病亦因之而盛，《阴符》所谓害生于恩也。无论四时之风，皆带凉气者，木以水为母也；转化转热者，木生火也；且其体无微不入，其用无处不有，学者诚能体察风之体用，而于六淫之病，思过半矣。前人多守定一桂枝，以为治风之祖方，下此则以羌、防、柴、葛为治风之要药，皆未体风之情，与《内经》之精义者也。桂枝汤在伤寒书内，所治之风，风兼寒者也，治风之变法也。若风之不兼寒者，则从《内经》风淫于内，治以辛凉，佐以苦甘，治风之正法也。以辛凉为正而甘温为变者何？风者，木也，辛凉者，金气，金能制木故也。风转化转热，辛凉苦甘则化凉气也。

【注释】

①四正：指正东、正西、正南、正北 4 个方向。②四隅：指东北、西南、东南、西北 4 个方位。③八节：指立春、春分、立夏、夏至、立秋、秋分、立

冬、冬至8个节气。④艮方：在八卦中列东北方。⑤坤方：在八卦中列西南方。⑥纸鸢：风筝。

【译解】

《内经》中说：风为引起多种疾病的首要因素，又说：风性善动且变化多端。为什么说风为引起多种疾病的首要因素呢？这与《大易》中所说："气是万物生长变化的根本"同理。冬至后的第四十五天，从后半夜少阳之气开始升发而进入立春，而在立春前十五日交大寒节气，此时厥阴风木行令，故可以疏泄一年的阳气，为万物的生长"布德行仁"。就好像国家统治者功成名就后，要制礼节、乐章，载歌载舞，演示太平、威风一样。即所谓四季和顺，八方风调，人民就不会患病夭折。风，正常情况下不会伤害人体，人的腠理致密，精气充足，怎么会因为风而生病呢？但若不是这样，则疾病就会因风袭而发生。风本来是使天地自然生生不患而存在，却反过来成为伤害人的病邪，其恩泽极大而危害也越广呀！由于风的性质不一，风的作用也有变化。春天的风自下而上，而夏天的风则横行空中，秋天的风自上而下，而冬天的风则刮地面行。风的方位，也有四正四隅的不同，这些不同方位的风与四季八节气相合，如立春的风起于艮方，从东北方向而来，名为条风，八个节气，各随不同方位所起的风有不同的命名，这是正常现象。假如立春的风起于坤方，则称为冲风，又称之为虚邪贼风，因为这种风是乘月建的空虚改变了方位形成的。另外，初春时的风，还夹杂着冬季的寒气；春末时的风，则已带有夏季火热之气；初夏时的风，春木之气未尽，而夏季炎火之气渐生；长夏时的风，多挟暑气、湿气、木气（月建属未为木库）。大雨之后的暴凉，风中则挟寒水之气；久晴无雨，天气近似秋季，燥气先行来到，所以说长夏的风，无所不兼，而人感之则可发生各种各样的病症。初秋时的风，则挟长夏湿土之气，秋末时的风则兼寒水之气，预告冬季快到了。初冬的风尚兼有秋令燥金之气，正冬则为寒水之气本令之时，而冬末又显露春季风木之气，风筝可以升起。再由五运六气来推算，六十年一轮的大运如碰到天干甲、己的年份，其风多兼湿气。另外，一年的风、寒、暑、湿、燥、火六气中，加入何种客气，则风就兼挟何种客气而行令。然而，五运六气没有风是不行的，风是六气的统帅，是导致许多疾病发生的领袖。所以说：风为百病之长。那么风变化多端又怎么解释呢？例如夏天早上的风是南风，没过多久则转为西风、北风、东风，在刮南风时，天气晴朗而温热，如转北风或东风，天气就会下雨而凉爽。四季的气候在早上、晚上都有变化，但不如夏季变化快而且容易见到。这是因为夏天主生长、变化，是使万物旺盛的季节，而疾病也因此发生较多，在《阴符》中所说："害生于恩"就是这个意思。不论四季何种风，都带有凉气，是因为风属木，木之母是水的缘故。风转化而化热，这是木能生火的缘故。而且风具有无孔不入的特性，风的作用无处不有，学者若能认真体察风的性质、作用，那么对于六淫所引起的疾病，就能领会大半了。前人大多守定一个桂枝汤，把它作为治风的基本方剂。以后有人又把羌活、防风、柴胡、葛根作为治风的要药，都没有真正体察风的特性与《内经》中对风邪精深含义的理解。桂枝汤在《伤寒论》这本书内所治疗的风，是风兼寒的病症，属治疗风邪的变法。如果风不兼寒的，则遵从《内经》中："风淫于内，治以辛凉，佐以苦甘"的原则，这才是治风的正法。那么为什么辛凉为治风正法，而甘温则为治风变法呢？是因为风属木，辛凉是金之气，金就能克木的缘故。风转化成热时，辛凉苦甘也能转化成寒凉金气来克制风木。

本论起银翘散论

【原文】

本论第一方用桂枝汤者，以初春余寒之气未消，虽曰风温（系少阳之气），少阳紧承厥阴，厥阴根乎寒水，初起恶寒之证尚多，故仍以桂枝为首，犹时文之领上文来脉也。本论方法之始，实始于银翘散。

吴按：六气播于四时，常理也。诊病者，要知夏日亦有寒病，冬日亦有温病，次年春夏尚有上年伏暑，错综变化，不可枚举，全在测证的确。本论凡例内云：除伤寒宗仲景法外，俾四时杂感，朗若列眉，后世学者，察证之时，若真知确见其为伤寒，无论何时，自当仍宗仲景；若真知六气中为何气，非伤寒者，则于本论中求之。上焦篇辨伤寒、温暑疑似之间最详。

【译解】

本书的第一个方剂所以用桂枝汤，是因为初春之时，残存寒气尚未尽消，虽然说是风温（春系少阳之气当令），但以六气分主四时来说，春初少阳之气，紧紧承接厥阴风木而来，厥阴风木又根源于太阳寒水，这种病症，初起恶寒的症候尚多，因而仍以桂枝汤为首方，就好像时下写文章，先交代上文来龙去脉后，才引入下文一样。所以应当明白，本书治疗温病方法，其实是始于银翘散的。

吴按：六气分布在四季之中，这是正常现象。但诊治疾病的医生，要知道夏季也有感寒所致的伤寒病，冬季也有感温邪所致的温病，第二年春、夏季节，尚有上一年伏邪所致疾病。这些错综变化的例子，不可枚举，全在于临床审机辨证准确。本书凡例中提到：除了伤寒必须遵守张仲景的治法以外，其他四时杂感疾病，本书已清楚地罗列出来。后世学者，在诊察病症之时，如果真能确认为伤寒的，无论发生在哪个季节，自然应当仍按张仲景方法治；如果真能确定是六气中某气所致疾病，不是伤寒病症的，则可在本书中寻求治法。本书上焦篇有关伤寒与温病、暑病之间异同点的辨别最为详细。

寒疫论

【原文】

世多言寒疫者，究其病状，则憎寒壮热，头痛骨节烦疼，虽发热而不甚渴，时行则里巷之中，病俱相类，若役使者然，非若温病之不甚头痛骨痛而渴甚，故名曰寒疫耳。盖六气寒水司天在泉，或五运寒水太过之岁，或六气中加临之客气为寒水，不论四时，或有是证，其未化热而恶寒之时，则用辛温解肌：既化热之后，如风温证者，则用辛凉清热，无二理也。

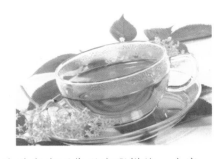

【译解】

　　人们经常所说的寒疫，详细考察它的症状是恶寒高热，头痛骨节烦疼。虽然发热，但是没有多大的口渴，流行的时候，互相传染，家家户户的病人，其病状都是相同的，好像受人役使的样子。这种寒疫不像温病那样的，头痛、骨痛不很厉害，而口渴特甚，所以称为寒疫。说到寒疫发生的因素，主要是由于六气寒水司天在泉，或遇到五运寒水太过的年庚，或六气中加临的客气为太阳寒水，那么，不论四时中的任何季节，都可能发生这样的病症。治疗上在见到恶寒而还没有化热的时候，须用辛温解肌的方剂，来祛除表寒；若已经化热之后，好像风温症状的，则用辛凉清热的方剂，以解除风热之邪。这和治疗伤寒证应用辛温、治温病应用辛凉的道理是一样的。

 # 温病起手太阴论

【原文】

　　四时温病，多似伤寒；伤寒起足太阳，今谓温病起手太阴，何以手太阴亦主外感乎？手太阴之见证，何以大略似足太阳乎？手足有上下之分，阴阳有反正之义，庸可混乎！《素问·平人气象论》曰：藏真高于肺，以行营卫阴阳也。《伤寒论》中，分营分卫，言阴言阳，以外感初起，必由卫而营，由阳而阴。足太阳如人家大门，由外以统内，主营卫阴阳；手太阴为华盖，三才之天，由上以统下，亦由外以包内，亦主营卫阴阳，故大略相同也。大虽同而细终异，异者何？如太阳之窍主出，太阴之窍兼主出入；太阳之窍开于下，太阴之窍开于上之类，学者须于同中求异，异中验同，同异互参，真诠自见。

【译解】

四季温病，与伤寒有许多相似之处。但伤寒初起在足太阳膀胱经，而现在说温病初起在手太阴肺经，为什么手太阴肺经也是主外感表证呢？手太阴肺经的病变为什么与足太阳膀胱经病变相似呢？手与足在部位上有上下之区分，阴与阳有反正之不同，岂可混淆！《素问·平人气象论》中说：五脏的真气上藏于肺，可以主宰营卫阴阳的运行。《伤寒论》中，区分营、卫，也言及阴、阳，是因为外感病初起，必然先从卫始，再累及营，从阳发展到阴。足太阳膀胱经好比人体的大门，由外而统摄内，主管营卫阴阳。手太阴肺位为五脏的华盖，在天地人三才中属天，由上来统领下，也由外来包围内，也可以主管营卫阴阳，所以大致相同。虽然大致相同，但细究终归不同，不同在什么地方？例如足太阳膀胱之窍是前阴主司排出，而手太阴肺之窍是鼻，既呼气又吸气；足太阳膀胱之窍开于下，手太阴肺之窍开于上等。学习者应该于同中求异，异中求同，同异相互对比着分析，真实含义自然就清楚了。

燥气论

【原文】

前三焦篇所序之燥气，皆言化热伤津之证，治以辛甘微凉（金必克木，木受克，则子为母复仇，火来胜复矣），未及寒化。盖燥气寒化，乃燥气之正，《素问》谓"阳明所至，为清劲"是也；《素问》又谓"燥极而泽"（土为金母，水为金子也），本论多类及于寒湿伏暑门中，如腹痛呕吐之类，经谓"燥淫所胜，民病善呕，心胁痛，不能转侧"者是也。治以苦温，内经治燥之正法也。前人有六气之中，惟燥不为病之说，盖以燥统于寒（吴氏《素问注》云：寒统燥湿，暑统风火。故云寒暑六入也）而近于寒，凡见燥病，只以为寒，而不知其为燥也。合六气而观之，余俱主生，独燥主杀，岂不为病者乎。细读《素问》自知。再前三篇，原为温病而设，而类及于暑温、湿温，其于伏暑湿温门中，尤必三致意者：盖以秋日暑湿踞于内，新凉燥气加于外，燥湿兼至，最难界限清楚，稍不确当，其败坏不可胜言。经谓粗工治病，湿证未已，燥证复起，盖谓此也（湿有兼热、兼寒，暑有兼风、兼燥，燥有寒化、热化，先将暑湿燥分开，再将寒热辨明，自有准的）。

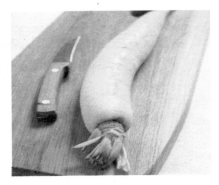

【译解】

在前面三焦篇里所提到的燥气，都是说明由于感受燥邪因而化热伤津之证，故治以辛甘微凉之品，而没有说到燥从寒化的症候。因为燥气有胜复的不同，上述化热伤津之证，是属于燥的复气；燥气寒化，是燥的正化，也是燥的胜气，如《素问》里说："阳明所至为清劲。"这就是说阳明主燥化，如果遇到卯或酉阳明燥金司天的年庚，自然界气候，必转为清肃劲急而从燥化了。又说："燥极而泽。"这是由于土为金母，水为金子，母子相生，因此，虽然在极度干燥的情况下，仍有恢复润泽的可能。本论将燥证多依类列于寒湿伏暑门中，如腹痛、呕吐等类，就是《黄帝内经》里所谓"燥淫所胜，民病善呕，心胁痛不能转侧"的病变。这是说阳明属胃，胃被燥伤，所以发生呕逆、心胁作痛而且连身体也不能转侧等症候，须要用苦降温通之品来医治，这是《黄帝内经》上治疗燥证的正治法。从前有人认为六气之中，只有燥气不会致病，其实他们不明了燥已包括在寒气之中。一般但知燥属次寒，以寒论治，而不知这是寒化而成燥。再把六气总的来看，其中风、寒、暑、湿、火五气之间都有相互制约和生化的内在联系，只有燥为秋令肃杀之气，这种气难道不会致病吗？《素问》中论之最详，如果能深刻地加以体会，自可融会贯通。本书的三焦篇虽专为温病而设，但对暑温、湿温也连带加以论述，尤其是在伏暑湿温门中，更是再三地说明，这是因为秋天暑湿潜伏于内，新凉燥气加之于外，燥湿夹杂，界限最难分清，在诊断上稍不确当，就会造成不堪想象的不良后果。《黄帝内经》上所说的粗工治病，湿证未已，燥证复起，就是指这种情况而言。

卷五·解儿难

JIEERNAN

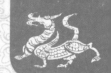

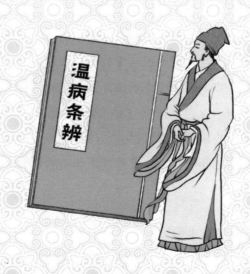

【题解】

本篇从小儿的生理病理特点以及社会、家庭、医者等众多因素，分析说明了诊治小儿病的困难之处，故篇名为"解儿难"。本卷共有短文24篇，重点讨论儿科常见病症，尤其是痉、疳、痘、疹四大病症的辨证论治。同时也结合儿科病特点，讨论了部分方剂药物应用的方法和注意事项。

本篇首先阐述了小儿病难治的主要原因。吴氏认为：一难于小儿脏腑娇嫩，"藩篱疏"，抗病力弱，外邪易侵，且易迅速转变内陷；二难于小儿稚阴稚阳之体，易实易虚；三难于幼儿言语障碍，名曰哑科，不能正确述说病情；四难于父母溺爱，温饱过度；五难于庸陋之医，医术不精或医德不佳，失治误治。其次讨论了小儿的用药特点。吴氏认为：小儿用药不宜重用苦寒，以防克伐生气、影响胃气、竭夺津液，选方用药宜甘多酸少，同时还强调了小儿外感不要乱用辛温"风药"。第三较全面地分析了小儿痉病发生的原因、相关概念，阐述了小儿痉病的病因、病机、诊断、鉴别诊断，提出了痉病当辨虚实寒热以及痉病瘛病9大纲论，论述了寒痉、风寒痉、风温痉、温热痉、暑痉、燥痉、内伤饮食痉、客忤痉、本脏自痉9种痉病的证治。第四论述了小儿疳疾的概念、成因、病机及治法。第五讨论了痘证发生的环境、气候、体质因素以及治疗禁忌等。第六简述了疹病辨治。第七对小儿常用方剂泻白散的临床应用宜忌进行了探讨，指出外感咳嗽不可滥用泻白散。最后提出治病选药不在价钱贵贱，"合病情者用之，不合者避之"，同时注意药物形态与生、长、化、藏之间的关系，正确选用药物的枝叶、根茎、果实等。

儿科总论

【原文】

古称难治者，莫如小儿，名之曰哑科。以其疾痛烦苦，不能自达；且其脏腑薄，藩篱疏，易于传变；肌肤嫩，神气怯，易于感触；其用药也，稍呆则滞，稍重则伤，稍不对证，则莫知其乡，捉风捕影，转救转剧，转去转远；惟较之成人，无七情六欲之伤，外不过六淫，内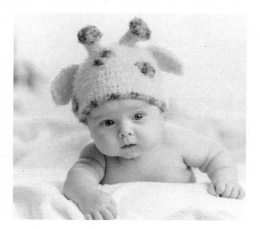不过饮食胎毒而已。然不精于方脉妇科，透彻生化之源者，断不能作儿科也。

【译解】

历代医家一般都认为最难诊疗的是小儿的疾病，儿科被称为哑科。这是因为关于疾病的痛苦，在婴儿则口不能言，童孩虽能言，亦往往不能正确地把病情用语言表达出来；尤其是小儿有生理上的特点，脏腑薄弱，腠理疏松，因而有了疾病，容易转变；又肌肤娇嫩，神气怯弱，所以又容易感受病邪；至于在用药方面，如果稍有补益即出现留滞，或稍用猛烈之品，便会伤元气，引起不良后果；倘然药稍不对证，又将变化不测，由于小儿有易虚易实的特点，因此在有病时往往会很快地发生剧变，假如医者没有很好地掌握四诊八纲来辨证，又不能随机应变和灵活地来治疗，只会捕风捉影地加以诊治。那么与病情愈离愈远，会使疾病愈治愈重。小儿病虽然没有成人的七情六欲的伤害，外因不过是感受六淫之邪，内因不过是伤于饮食或先天的胎毒，然而不精通成人和妇科的理法及熟悉生化原理的人，是绝对不能做好儿科医生的。

儿科风药①禁

【原文】

近日行方脉者②，无论四时所感为何气，一概羌、防、柴、葛。不知仲景先师，有风家③禁汗，亡血家④禁汗，湿家⑤禁汗，疮家⑥禁汗四条，皆为其血虚致痉也。然则小儿痉病，多半为医所造，皆不识六气之故。

【注释】

①风药：指具有祛风发汗解表的药物。②方脉者：指从事处方诊脉的医生。③风家：一指平素容易伤风感冒的人。二指中风或伤风感冒的患者。④亡血家：指平素患有呕血、衄血、尿血、便血、崩漏和金疮等失血性疾病的病人。⑤湿家：指平素易感受湿邪或患有湿病的人。⑥疮家：一指由于刀剑所伤、失血过多的病人。二指平素经常有疮、痍、疖、痈的病人。

【译解】

最近有些行医的人，不论一年四季患者感受哪种病邪，一概用羌活、防风、柴胡、葛根等辛温发汗的药物治疗，却不知道仲景先师有4条发汗禁例：即平时经常感受风邪为病者禁用发汗；平素患有多种出血性疾病者禁用发汗；平常易感受湿邪或患有湿病者禁用发汗；外科疮痍久不愈合的禁用发汗。因为这4类病人发汗后，极易使阴津受损而导致血亏液少，筋脉失于濡养，从而产生痉病。之所以说小儿痉病有半数以上都是医生所造成的，是因为其对六气为病认识不清，滥用疏风发

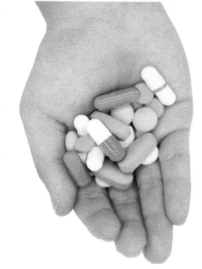

汗解表药的缘故。

湿痉或问

【原文】

或问子疑《素问》痉因于湿，而又谓六淫之邪，皆能致痉，亦复有湿痉一条，岂不自相矛盾乎？曰：吾所疑者，诸字皆字，似湿之一字，不能包括诸痉，惟风可以概括之也。再者湿性柔，不能致强，初起之湿痉，必兼风而后成也。且俗名痉为惊风，原有急慢二条。所谓急者，一感即痉，先痉而后病；所谓慢者，病久而致痉者也。一感即痉者，只要认证真、用药确，一二帖即愈，易治也。病久而痉者，非伤脾阳，肝木来乘，即伤胃汁肝阴，肝风鸱张。一虚寒，一虚热，为难治也。吾见湿因致痉，先病后痉者多，如夏月小儿暑湿，泄泻暴注，一昼夜百数十行，下多亡阴，肝乘致痉之类，霍乱最能致痉，皆先病后痉者也。当合之杂说中风论一条参看。以卒得痉病而论，风为百病之长，六淫之邪，皆因风而入。以久病致痉而论，其强直背反瘛疭之状，皆肝风内动为之也。似风之一字，可以包得诸痉，要知痉者，筋病也，知痉之为筋病，思过半矣。

【译解】

或许有人要问，你既怀疑《素问》痉因于湿的说法，然而又说"六淫之邪，皆能致痉"，且又有湿痉一条，岂非自相矛盾吗？其实我所怀疑的是"诸"字和"皆"字；就只一个"湿"字，似乎难以包括各种痉证，我看只有"风"字，才能概括，这是一方面。另一方面，湿性柔润，不能立刻导致身体强直的痉病。初起即发的湿痉，是一定兼夹风邪而造成的。并且习俗把痉证称为"惊风"，又分别为急惊风和慢惊风两种类型。所谓急惊风，就是一感病邪；随即发痉，为先痉而后再现其他病状；所谓慢惊风，是患病时间较长，而后转化为痉的。在一感即痉的病例中，只要诊断明确，用药适当，一二帖就能痉愈，治疗比较容易。病久而痉的病例，在病理上往往不是脾阳受伤，肝木来乘，就是劫伤胃汁和肝阴，导致肝风横暴。二者一属虚寒，一属虚热，治疗都很困难。

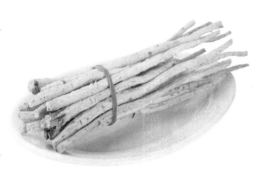

据我观察，因湿致痉的，常以先病而后转痉的为多，像夏季里小儿因感受暑湿而突发暴泻，一昼夜一百次以上，结果由于下多亡阴，肝木来乘而致痉。又如霍乱患者，吐泻过甚，阴液消失过多，最能发生痉病。这都属于先病后痉的一类。关于这些论点，可以结合前面杂说中的"风论"一起来参看。以猝然而得的痉病来说，由于风为百病之长，故六淫之邪，都必须随着风的媒介而侵入。以久病致痉来说，其所表现的颈项强直、角弓反张、手足搐搦等症状，也都是肝风内动的现象。因此我认为像"风"字才可以包括的各种痉证。总的说，痉是筋脉为病，若知道了痉是筋脉为病，那么对治疗痉病，也就基本上能掌握了。

 # 痘①证总论

【原文】

《素问》曰：治病必求其本。盖不知其本，举手便误，后虽有锦绣心思，皆鞭长莫及矣。治痘明家，古来不下数十，可称尽善，不比温病毫无把握，尚俟愚陋之鄙论也。但古人治法良多，而议病究未透彻来路，皆由不明六气为病，与温病之源。故论痘发之源者，只及其半，谓痘证为先天胎毒，由肝肾而脾胃而心肺，是矣。总未议及发于子午卯酉之年，而他年罕发者何故。盖子午者，君火司天；卯酉者，君火在泉。人身之司君火者，少阴也。少阴有两脏，心与肾也。先天之毒，藏于肾脏，肾者，坎也，有二阴以恋一阳，又以太阳寒水为腑，故不发也，必待君火之年，与人身君火之气相搏，激而后发也。故北口外寒水凝结之所，永不发痘。盖人生之胎毒如火药，岁气之君火如火线，非此引之不发，以是知痘证与温病之发同一类也。试观《六元正纪》所载温厉大行，民病温厉之处，皆君相两火加临之候，未有寒水湿土加临而病温者，亦可知愚之非臆说矣。

【注释】

①痘：指天花。

【译解】

　　《素问》说："治病必求其本。"因为不知道疾病的原因，一动手治疗就会发生错误。治疗错误发生后，即使是高明的医生对此也无能为力。治疗痘证比较出名的医家，自古以来不少于几十位，治疗理论可称得上非常完善，不像温病还没有形成完整的辨治体系，尚待我作浅陋的论述。然而古人治疗痘证的方法虽然很多，但对疾病发生的来路却还没有透彻的认识，这都是对六气致病的特点及温病发病的原因不甚明了所造成的。因此在谈论痘证的发病缘由时，只涉及一个方面，认为痘证是先天胎毒所引起的，其病理传变从肝肾开始，经过脾胃，再到心肺，这种认识是正确的。但是却始终没有涉及为什么本病多发生在子午卯酉之年，而在其他年份则少见是什么原因。其实，按照五运六气的规律，子午之年是君火司天，卯酉之年为君火在泉。以人体脏腑来说，君火是指少阴，而少阴有手少阴心和足少阴肾两脏。先天的胎毒隐匿于肾脏，肾属八卦中的坎卦，象征二阴以恋一阳，又与寒水之腑足太阳膀胱为表里。所以肾中伏藏的胎毒之火，受到寒水的抑制，在平常的年份就藏而不发，到了君火当令的年份，司天的君火与人身的君火之气相搏，肾中伏藏的毒邪受到激发，因而发生痘证。所以，在北方寒水凝结的严寒地区，就很少发生痘证。因为人身的胎毒如同火药，司天的君火之气好像导火索，火药不靠导火索的引发是不会爆发的。由此可以知道，痘证和温病的发病原因是基本相同的。试看《素问·六元正纪大论》所记载的瘟疫大流行，以及老百姓患瘟疫的时令特点，都是发生在少阴君火和少阳相火当令的年头，没有看到太阳寒水和太阴湿土当令的年份发生温病的，这也可证明我的上述观点并非是凭空杜撰，而是有一定的依据的。

痘证禁表药论

【原文】

表药者，为寒水之气郁于人之皮肤经络，与人身寒水之气相结，不能自出而设者也。痘证由君火温气而发，要表药何用？以寒水应用之药，而用之君火之证，是犹缘木而求鱼也。缘木求鱼①，无后灾；以表药治痘疮，后必有大灾。盖痘以筋骨为根本②，以肌肉为战场③，以皮肤结痂为成功之地④。用表药虚表，先坏其立功之地，故八九朝⑤灰白塌陷，咬牙寒战，倒靥⑥，黑陷之证蜂起矣。古方精妙不可胜数，惟用表药之方，吾不敢信。今人且恣用羌、防、柴、葛、升麻、紫苏矣。更有愚之愚者，用表药以发闷证是也。痘发内由肝肾，外由血络；闷证有紫白之分：紫闷者，枭毒把持太过，法宜清凉败毒，古用枣变百祥丸，从肝肾之阴内透，用紫雪芳凉，从心包之阳外透；白闷则本身虚寒，气血不支之证，峻用温补气血，托之外出，按理立方，以尽人力，病在里而责之表，不亦愚哉？

【注释】

①缘木求鱼：爬树捕鱼，比喻必然得不到。②痘以筋骨为根本：吴氏认为痘出于筋骨，因为痘证发生时，胎毒之气首先从肝肾而发，肝主筋而肾主骨，肝肾不败，筋骨尚强，痘则顺发，故言痘以筋骨为根本。③以肌肉为战场：吴氏认为痘发肌肉，因为痘毒透出，见点、起胀、灌浆，均在肌肉，是邪正交争的场所，正胜邪退，灌浆充足，按期结痂，为痘发顺证，反之为逆，故言痘以肌肉为战场。④以皮肤结痂为成功之地：毒邪已尽，皮肤上痘疹起痂，并按时脱落，标志病愈，故言痘以皮肤为成功之地。⑤八九朝：即八九天。⑥倒靥：靥（音叶）原意为酒窝，本处指痘疹灌浆之后不结痂，反而腐烂与

皮一起脱去。

【译解】

具有发表作用的药物，主要是针对风寒之邪郁阻于人体肌表经络，与人身太阳寒水之气相搏结，人体正气不能自行将其驱逐于外的病症而设。痘证是由君火司令的温热之气而引发，毒邪由里外发，邪不在表，用表药治疗有什么用处呢？以治疗风寒表证的药物，来治疗君火之邪引发的火热病症，就好比是爬到树上去捕鱼。爬树捕鱼，虽说方法不对，但也不会造成多大的伤害；用表药治疗痘证，则必然引起严重的后果。因为痘出于筋骨，透发于肌肉，结痂于皮肤，故痘证误用辛温解表的药物，先使肌表虚弱，造成痘证获得成功的先决条件遭到破坏，所以到八九天后痘疹颜色灰白、疮顶凹陷，牙齿紧咬，振寒战栗，痘疮不结痂，反而腐烂，或痘疮成黑色，枯萎凹陷等等险恶症候纷纷出现。治疗痘证的古方中有很多可取之处，只是对于用解表药物组方，我不敢轻易地信服。如今有些人却恣意乱用羌活、防风、柴胡、葛根、升麻、紫苏等发表的药物，甚至还有更加愚蠢的人，竟然用发表的药物来透发痘疮"闷证"。痘疹的发生，内因于火毒藏于肝肾，外因湿热交争于肌表血络，更何况痘疹的"闷证"还有紫色和白色的区别：痘点紫黑的"紫闷"，是火热邪毒太盛，正气无力透邪外达的缘故，适宜用清凉解毒的方药治疗，古方用枣变百祥丸，使火毒从肝肾的阴分由内透外，用紫雪丹芳香清凉，使火毒从心包的阳分外透；痘疹色白的是"白闷"，则为患者自身虚寒，气血不足之证，治疗应重用温补气血托邪外出的方药。对这两种"闷证"都应该按照其病理变化的特点，立法处方，以尽人力。总之，痘证是病发于里，若误为表证而用辛温解表的方法治疗，不是太愚蠢了吗？

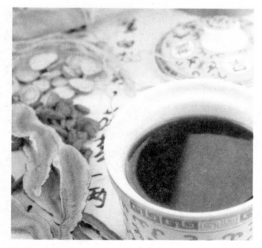

痘证初起用药论

【原文】

痘证初起，用药甚难。难者何？预护之为难也。盖痘之放肥、灌浆、结痂，总从见点之初立根基，非深思远虑者不能也。且其情势未曾显张，大约辛凉解肌、芳香透络、化浊解毒者，十之七八。本身气血虚寒，用温煦保元者，十之二三。尤必审定儿之壮弱肥瘦，黑白青黄，所偏者何在？所不足者何在？审视体质明白，再看已未见点，所出何苗；参之春夏秋冬，天气寒热燥湿，所病何时，而后定方。务于七日前，先清其所感之外邪，七日后，只有胎毒，便不夹杂矣。

【译解】

痘证在初起阶段，用药比较困难。难的是什么呢？就是在于难以预先防护。因为痘疮的放肥（起胀的别称）、灌浆、结痂等转归的好坏，常决定于痘疮开始见点初立根基的时候，所以医者如果不深思熟虑地谨慎细致从事的话，是不可能掌握得好的。何况在这个阶段，又往往不会出现比较明显的证象。大抵在这个时期，用辛凉解肌、芳香透络、化浊解毒的约占十之七八；因本身气血虚寒，宜用温煦保元的约占十之二三。同时，更必须审察患儿体质的强弱肥瘦，皮色的黑白青黄，偏于阴还是偏于阳，哪一处比较不足。明察了这些以后，再要注意是否已经见点，以及所现痘疮属于何种类型，结合春夏秋冬四季气候中，寒热湿燥的哪一个时令，而后周密地制定方剂。一般地说，一定要在发病七日以前，先清除其所感的外邪。这样，在七日以后，仅有胎毒，处理起来，就不复杂了。

治痘明家论

【原文】

治痘之明家甚多，皆不可偏废者也。若专主于寒热温凉一家之论，希图省事，祸斯亟矣。痘科首推钱仲阳、陈文中二家。钱主寒凉，陈主温热，在二家不无偏胜，在后学实不可偏废。盖二家犹水火也，似乎极不同性，宗此则害彼，宗彼则害此，然万物莫不成于水火，使天时有暑而无寒，万物焦矣；有寒而无暑，万物冰矣。一阴一阳之谓道，二家之学，似乎相悖，其实相需，实为万世治痘立宗旨。宗之若何，大约七日以前，外感用事，痘发由温气之行，用钱之凉者，十之八九，用陈之温者一二；七日以后，本身气血用事，纯赖脏真之火，炼毒成浆，此火不外鼓，必致内陷，用陈之温者多，而用钱之凉者少也。若始终实热者，则始终用钱；始终虚寒者，则始终用陈。痘科无一定之证，故无一定之方也。丹溪立解毒和中安表之说，亦最为扼要。痘本有毒可解，但须解之于七日之前，有毒郁而不放肥，不上浆者，乌得不解毒哉？如天之亢阳不雨，万物不生矣。痘证必须和中，盖脾胃最为吃紧，前所谓以中焦作战场也。安表之论，更为妙谛，表不安，虽至将成犹败也。前所谓以皮肤结痂，为成功之地，而可不安之也哉？安之不暇，而可混发以伤之也哉！至其宗钱而非陈，则其偏也。万氏以脾胃为主，魏氏以保元为主，亦确有见识，虽皆从二家脱化，而稍偏于陈。费建中《救偏琐言》，盖救世人不明痘之全体大用，偏用陈文中之辛热者也。书名救偏，其意可知。若专主其法，悉以大黄、石膏从事，则救偏而反偏矣。胡氏辄投汗下，下法犹有用处，汗法则不可也。翁仲仁《金镜录》一书，诚为痘科宝筏，其妙处全在于看，认证真确，治之自效，初学必须先熟读其书，而后历求诸家，方不误事。后此翟氏、聂氏，深以气血盈亏，解毒化毒，分晰阐扬钱氏、陈氏底蕴，超出诸家之上，然分别太多，恐读者目眩。愚谓看法必宗翁氏，叶氏有补翁仲仁不及之条，治法兼用钱、陈。以翟氏、聂氏为钱、陈之注，参考诸家可也。近日都下盛行《正宗》一书，大抵因费氏、胡氏之法而推广之，恣用大汗大下，名归宗汤，石膏、大黄始终重用，此在枭毒太过者则可，岂可以概治天下之小儿哉？南方江西江南等省，全恃种痘，一遇自出之痘，全无治法。医者无论何痘，概禁寒凉，以致有毒火者，轻者重，重者死，此皆偏之为害也。

【译解】

治疗痘证的高明医家很多，不论是主寒凉，主温热，各家都有所长，不能偏信一家。若偏信一家的主张，认为简单省事，而不参考其他各家，在治疗上必会造成严重的错误，祸患无穷。考痘科名家，首推钱仲阳、陈文中二家。钱氏主张寒凉，陈氏主张温热，二家都各有独到之处，学者都不应该否定其中任何一家而偏信一家，因为这二家正像水火一般，似乎极其矛盾，如果偏重于一家，则终究有不足的一面。然而万物都是水火构成，譬如天时有暑热而无冬寒，则万物焦枯；有冬寒而无暑热，则万物都冰冻了。所以《周易》说"一阴一阳之谓道"。二家学说似乎是相悖的，其实是相互依赖的，永远是治疗痘证的主要宗旨。那么我们将怎样效法呢？一般来说，痘的发生，是由温热之气所致，大约当痘证在七日以前，外感偏重的时候，可采用钱氏寒凉法施治的占十分之八九，可用陈氏温补法的十分之一二；七日以后，痘之顺逆，当以本身气血为重，有赖于五脏真火炼毒成浆，若真火不能鼓毒外出，必致毒气内陷，这时可采用陈氏温法的较多，而适合钱氏凉法的较少了。如果始终是实热的病例，便始终用钱氏法；始终是虚寒的病例，便始终用陈氏法。痘科本来没有一定不变的症状，所以也没有固定不易的方法。朱丹溪创立解毒、和中、安表的学说，是比较扼要可用的。痘证本来需要解毒，但必须解于七日以前，有些因为毒郁过甚而不起胀、不上浆的病例，岂可不用解毒法吗？否则，将如天时过度亢热，久不下雨，万物也将无法生存了。痘证必须和中，因为脾胃极为重要，脾胃健则气血充盈，所以前面也曾提到"以中焦作战场"。至于安表的论说，更有精确的意义，表气如果不安，往往虽将接近成功，也会转致失败，即前面所说的"以皮肤结痂为成功之地"，又岂可不安表呢？施用安和表气，还恐怕有失时机，难道可以再乱用发表而重伤表气吗？但是他片面地崇尚钱氏，而批判陈氏，这是他的偏差了。其他如万全氏以调理脾胃为主、桂岩魏氏以保护元气为主，都是比较有见识的。其学说虽都从钱、陈二家脱化而来，但比较偏重于陈氏。另如费建中所著《救偏琐言》，他的用意是在补救人们对痘证的认识不够全面，多偏重于陈氏辛热方法，故其书名《救偏》。如果专用其法，以大黄、石膏从事，则救偏反而更加偏差了。又石璧胡氏，经常采用汗、下二法。下法还有用的时候，如当痘半出，或出得太盛，兼见喘促腹满，大便秘结，即宜攻下；至于汗法，能劫伤卫表，则根本不可应用。翁仲仁所著《金镜录》一书，的确是痘科的宝筏，其优点完全着重在诊断方面，诊断正确，治疗当然有效，初学痘科的人，必须先熟读这部书，然后再参考各家学说，才不致误事。至于后世的翟良、聂久吾着重调治气血和解毒化毒，的确是进一步阐述和发扬了钱、陈两家学说的基本精神，超过了其他各家。但是分析得过于复杂，恐怕读者要感到头昏目眩。我认为诊断方面可按照翁氏的方法，叶天士也有补翁仲仁不足的地方。治疗方面，可综合地采用钱、陈两氏的方法。其次翟氏、聂氏的学说，又可作为钱、陈二家的注解，再适当参考其他各家学说，那就比较全面了。

近来京都附近，盛行着《正宗》一书，其中方法，大都根据费、胡二氏的学说而加以扩充，任意地用大汗大下的方法，里面的"归宗汤"，始终重用大黄、石膏，在病毒严重的病人，还比较适合，怎么能施用于每一个小儿？就不够恰当了。

南方江西江南等省，一向推行种痘来预防，对治疗没有经验，因此一遇自发的痘证，便没有办法治疗了。并且那里的医生，不论任何类型的痘证，一概禁用寒凉，所以火毒偏重的病人，往往轻病转重，重病致死，这都是偏信一家说法的害处。

痘疮稀少不可恃论

【原文】

相传痘疮稀少，不过数十粒，或百余粒，根颗圆绽者，以为状元痘，可不服药。愚则以为三四日间，亦须用辛凉解毒药一帖，无庸多服；七八日间，亦宜用甘温托浆药一帖，多不过二帖，务令浆行满足。所以然者何？愚尝见稀少之痘，竟有浆行不足，结痂后患目[1]，毒流心肝二经，或数月或半年后，烦躁而死，不可救药者。

【注释】

①患目：发生眼部疾患。

【译解】

相传痘疮发出稀少，全身仅有几十粒，或百余粒，痘形圆而饱满的，是所谓的"状元痘"，可以不用药物治疗。我则认为，在发病后的三四天内，也必须用辛凉解毒的药物一帖，以治其先天的胎毒和时令的温邪，但不必多服；到发病七八天的时候，也可用甘温托浆的药物一帖，最多不超过两帖，务必使提浆饱满，以便毒邪完全外泄。为什么这样呢？因为我曾见到痘证稀少的患者，由于提浆不足，毒邪内陷心肝两经，以致结痂后发生眼部的疾患，甚至于在数月或半年后，突发烦躁而死，难以救治。

痘证限期论

【原文】

痘证限期，近日时医以为十二日结痂之后，便云收功。古传百日内，皆痘科事也。愚有表侄女，于三、四月间出痘，浆行不足，百日内患目，目珠高出眼外，延至次年二月方死，死时面现五色，忽而青而赤而黄而白而黑，盖毒气遍历五脏，三昼夜而后气绝。至今思之，犹觉惨甚，医者可不慎哉！十二日者，结痂之限也；况结痂之限，亦无定期。儿生三岁以后者，方以十二日为准；若初周以后，只九日限耳；未周一岁之孩，不过七日限。

【译解】

痘证的病程期限，近来的医生以为在发病12天痘疮结痂以后，就算痊愈了。古代流传的经验是痘疮发生后100天内的一切病症，都与痘科有关。我有一个表侄女，在三四月份出痘，由于提浆不足，邪毒内陷心肝，以致在百天内患了眼病，眼珠溃烂外凸。迁延到第二年二月才死去，死时面部呈现五色交替的变化，忽而青，忽而红，忽而黄，忽而白，忽而黑，这是邪毒传遍五脏，脏真之色显露于外的缘故。经三昼夜后才呼吸停止而死亡。直到今日我想起此事，仍然感到非常的凄惨。医生怎么能不谨慎从事呢？所谓12天，只是结痂的一般期限，何况由于痘证类型很多，结痂的期限也不一致。小儿出生后满三足岁的，才能以12日为准，若在一周岁或稍多一些的，应当以9天为限；未满一周岁的婴儿，则又以不过7天为限。

疹　论

【原文】

若明六气为病，疹不难治。但疹之限期最迫，只有三日，一以辛凉为主。如俗所用防风、广皮、升麻、柴胡之类，皆在所禁。俗见疹必表，外道也。大约先用辛凉清解，后用甘凉收功。赤疹误用麻黄、三春柳等，辛温伤肺，以致喘咳欲厥者，初用辛凉，加苦梗、旋覆花，上提下降，甚则用白虎加旋覆、杏仁，继用甘凉，加旋覆花以救之，咳大减者去之。凡小儿连咳数十声，不能回转，半日方回如鸡声者，千金苇茎汤，合葶苈大枣泻肺汤主之。近世用大黄者，杀之也。盖葶苈走肺经气分，虽兼走大肠，然从上下降，而又有大枣以裁之缓之，使不

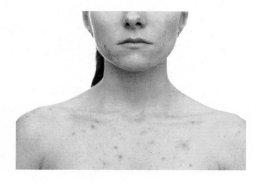

急于趋下。大黄则纯走肠胃血分，下有形之滞，并不走肺，徒伤其无过之地故也，若固执病在脏，泻其腑之法，则误矣。

【译解】

　　若能明确辨识六气所致的各种疾病，那么治疹也就不困难了。但出疹的病，期限急促，只有3天，用药应该以辛凉为主。例如习俗所用的防风、广皮、升麻、柴胡之类的辛温升提药，都应禁用，因为疹属阳，最忌辛散。俗习一见发疹，不问情由，一律用表法，这是错误的治疗方法。一般来讲，在早期疹子未透或出而不彻，须用辛凉解表的方法，使疹毒尽泄于外。在后期疹子已回，阴液受损，则须用甘凉收功。若患赤疹误用了麻黄、三春柳等辛温的药物，以致伤肺而发生气喘咳嗽，甚至欲变为痉厥的危证。治疗方法，初起在辛凉药内加苦桔梗、旋覆花，升提降气，严重的可用白虎汤加旋覆花、杏仁，清其已炽之热，并降气宣肺以止喘镇咳。热盛必伤津液，所以继用甘凉药加旋覆花来救治，咳嗽大减，可去旋覆花。凡是小儿连声咳嗽数十声，停了一息，才回过气来，回过气来的时候，喉间有声像水鸡的声音，这是已成"顿咳"，可以采用千金苇茎汤配合葶苈大枣泻肺汤，清肺金泻肺气，以达到平喘止咳的目的。近来有用大黄来治疗的，真是害人不浅。因为葶苈是走入肺经气分的药，虽然也兼走大肠。然而是先入上焦肺经，然后达于大肠，又有大枣的甘缓来缓和它，使不急于趋下。大黄则单纯是走肠胃血分的药物，是下有形的积滞的，而且又不走肺经。今病邪在肺，径下肠胃，是徒伤其无病的地方，医者必须辨证论治，若固执地运用"病在脏，泻其腑"的方法，是错误的。